essentials

Essentials liefern aktuelles Wissen in konzentrierter Form. Die Essenz dessen, worauf es als „State-of-the-Art" in der gegenwärtigen Fachdiskussion oder in der Praxis ankommt. *Essentials* informieren schnell, unkompliziert und verständlich

- als Einführung in ein aktuelles Thema aus Ihrem Fachgebiet
- als Einstieg in ein für Sie noch unbekanntes Themenfeld
- als Einblick, um zum Thema mitreden zu können

Die Bücher in elektronischer und gedruckter Form bringen das Fachwissen von Springerautor*innen kompakt zur Darstellung. Sie sind besonders für die Nutzung als eBook auf Tablet-PCs, eBook-Readern und Smartphones geeignet. *Essentials* sind Wissensbausteine aus den Wirtschafts-, Sozial- und Geisteswissenschaften, aus Technik und Naturwissenschaften sowie aus Medizin, Psychologie und Gesundheitsberufen. Von renommierten Autor*innen aller Springer-Verlagsmarken.

Michael Fröhlich
Jonas Dully · Carlo Dindorf
Wolfgang Kemmler

Messen und Beurteilen in interdisziplinärer Betrachtung

Einführung in Messtheorie, Messfehler und Beurteilungsaspekte

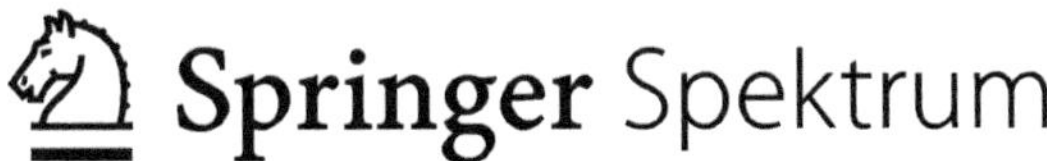

Michael Fröhlich
Fachgebiet Sportwissenschaft
Rheinland-Pfälzische Technische
Universität Kaiserslautern-Landau
Kaiserslautern, Deutschland

Jonas Dully
Fachgebiet Sportwissenschaft
Rheinland-Pfälzische Technische
Universität Kaiserslautern-Landau
Kaiserslautern, Deutschland

Carlo Dindorf
Fachgebiet Sportwissenschaft
Rheinland-Pfälzische Technische
Universität Kaiserslautern-Landau
Kaiserslautern, Deutschland

Wolfgang Kemmler
Institut für Radiologie
Universitätsklinikum Erlangen
Erlangen, Deutschland

ISSN 2197-6708 ISSN 2197-6716 (electronic)
essentials
ISBN 978-3-662-72903-8 ISBN 978-3-662-72904-5 (eBook)
https://doi.org/10.1007/978-3-662-72904-5

Die Deutsche Nationalbibliothek verzeichnet diese Publikation in der DeutschenNationalbibliografie; detaillierte bibliografische Daten sind im Internet über https://portal.dnb.de abrufbar.

Planung/Lektorat: Ken Kissinger
Springer Spektrum ist ein Imprint der eingetragenen Gesellschaft Springer-Verlag GmbH, DE und ist ein Teil von Springer Nature.
Die Anschrift der Gesellschaft ist: Heidelberger Platz 3, 14197 Berlin, Germany

Wenn Sie dieses Produkt entsorgen, geben Sie das Papier bitte zum Recycling.

Vorwort

„Wer misst, misst Mist“ oder in Abwandlung „wer einmal misst, misst Mist“ Redewendungen, die wohl jeder der sich mit Messen oder Beurteilen in unterschiedlichen Formen oder Anwendungen beschäftigt, schon einmal gehört hat. Auch der vielzitierte Ausdruck „vom Wiegen wird die Sau nicht fetter“ bringt in wenigen Worten die Problematik des Messens und Beurteilens auf den Punkt. Einerseits wird zum Ausdruck gebracht, dass eine Messung mit Unsicherheit und Messfehlern behaftet ist und andererseits die eigentliche Messung sowie deren Beurteilung bzw. Bewertung nicht durch die Messvorschrift oder die Durchführung der Messung beeinflusst werden sollte. Zwei zentrale Bedingungen, die im vorliegenden Essential auf unterschiedlichsten Abstraktionsebenen behandelt werden.

Nach einem einleitenden Kapitel zum Messen und Beurteilen in den empirischen Sozialwissenschaften, das sich mit Messtheorien, Messskalen und Gütekriterien sowie mit Messfehlern auf einer übergeordneten Ebene beschäftigt, werden in Kapitel 2 Aspekte des Messens und Beurteilens in den Gesundheitswissenschaften beschrieben. Dabei werden Hinweise zur Diagnostik genauso thematisiert wie Messen, Beurteilen und Interpretieren bei ausgewählten Krankheitsbildern. Kapitel 3 schließt das Essential ab und behandelt datengetriebene KI-Ansätze. Der Fokus liegt auf methodischen Kategorien, Anwendungsbeispielen in Sport- und Gesundheitswissenschaft sowie der Bewertung von Analysepipelines mit spezifischen Gütekriterien dieses Paradigmas.

November 2025

Michael Fröhlich
Jonas Dully
Carlo Dindorf
Wolfgang Kemmler

Was Sie in diesem *essential* finden können

- Informationen zum Messen und Beurteilen in den Sozialwissenschaften, im Gesundheitswesen und bei datengetriebenen Verfahren
- Hintergrundwissen zu Messtheorien und zu Messfehlerkonzepten
- Erläuterungen zu den Spezifika des Messens und Beurteilens in den Gesundheitswissenschaften
- Konkrete Verweise zur Interpretation von medizinischen Daten
- Hinweise zu neuen Paradigmen bei datengetriebenen Verfahren
- Verweise zu metrischen Herausforderungen und ethischen Limitationen algorithmischer Messverfahren

Inhaltsverzeichnis

1 Messen und Beurteilen in den empirischen Sozialwissenschaften

Qualitative bzw. quantitative Paradigmen, Konzeptannahmen und Datenerhebungsmethoden legen in weiten Teilen und über Generationen den methodologischen Zugang in nahezu allen Wissenschaftsdisziplinen mit diagnostischen Verfahren fest und reichen von klassischen Methoden wie Beobachtung und Befragung bis hin zu experimentellen und quasi-experimentellen Ansätzen. Zusehends ist jedoch zu konstatieren, dass diese diametrale Abgrenzung von qualitativer und quantitativer Forschungstraditionen erodiert, was sich einerseits in der zunehmenden Verbreitung und Anwendung von Mixed-Method-Ansätzen zeigt (Creswell und Clark 2018; Kuckartz 2014; Schreier und Odağ 2020) und andererseits dadurch zum Ausdruck kommt, dass KI- und Big-Data-Anwendungen wie Statistische Modelle (z. B. Bayes'sche Netze), Maschinelles Lernen (z. B. Entscheidungsbäume), Tiefes Lernen (z. B. Konvolutionale Neuronale Netze) oder Verstärkendes Lernen (z. B. Deep Q-Networks) die Grenzen zwischen qualitativen und quantitativen Zugängen überwinden und zunehmende Bedeutung für interdisziplinäre Forschung erfahren (Vec et al. 2024) (siehe Abschn. 3.2). Letztere KI-basierte Anwendungen bzw. datengetriebene Verfahren können jedoch nicht losgelöst von wissenschaftstheoretischen Konzeptionen, methodologischen Rahmenbedingungen und objektspezifischen Formalisierungen gedacht und zur Umsetzung gebracht werden. Während wesentliche Gesichtspunkte für KI-Algorithmen wie u. a. technische Kriterien (z. B. Genauigkeit, Robustheit und Skalierbarkeit), ethisch, rechtliche Implikationen (z. B. Transparenz, Fairness und Datenschutz) sowie gesellschaftliche Merkmale (z. B. Akzeptanz, Verantwortung und Haftung) weithin diskutiert und berücksichtigt werden (im Kontext von Sport, Bewegung und Gesundheit siehe Blondin et al. 2025; Dindorf et al. 2024), hat man zusehens den Verdacht, dass die zugrundeliegenden Daten bzw. Datenquellen und die eigentlichen Messmethodiken

M. Fröhlich et al., *Messen und Beurteilen in interdisziplinärer Betrachtung*, essentials, https://doi.org/10.1007/978-3-662-72904-5_1

zumindest stillschweigend als „objektiv“ gegeben angesehen werden und eine weitergehende Beschäftigung damit nicht nötig sei. Dem ist jedoch mit nichten so. Datenerhebungen sowie Messen im engeren und weiteren Sinn und schließlich die Beurteilung und Bewertung von Messergebnissen – explizit im Kontext von KI und Big-Data – ist umso mehr hohe Bedeutung beizumessen, als dass der Prozess als hochgradig „sozialer“ und „kontextualer“ Akt zu verstehen ist, was leider oftmals vergessen oder bewusst ausgeblendet wird. Daher lohnt es, sich zunächst noch einmal auf einer methodischen und methodologischen Ebene mit der Datenerhebung, dem Messen und der Messtheorie aus der Perspektive der empirischen Sozialforschung zu beschäftigen und diese Sichtweisen und Überlegungen auf andere Domäne zu übertragen und zu diskutieren Kap. 2 und Kap. 3

1.1 Daten und Messen im engeren und weiteren Sinn

> „Versteht man ‚Daten‘ in einem weiten Sinn, so muss es sich dabei nicht unbedingt um Zahlen handeln. Bei Daten handelt es sich bei diesem Verständnis um alle Informationen, die Auskunft über einen empirischen Sachverhalt geben – seien sie qualitativ oder quantitativ, schriftlich festgehalten oder auch nicht, als Zeichnung, Zahl oder natürlichsprachlich formuliert, präzise oder unpräzise.“ (Saint-Mont 2011, S. 4)

Mit dem einleitenden Zitat von Saint-Mont (2011, S. 4) wird deutlich, dass Daten in einem weiten Sinn oder allgemein gesprochen, untersuchungsrelevante Merkmale der sozialen Wirklichkeit (z. B. Informationen aus einer Spielbeobachtung, Hinweise zu Auffälligkeiten im Gangbild) zunächst nicht in numerischer Zahlenform vorliegen müssen, um eine Beurteilungs- oder Bewertungsbasis zu liefern (z. B. aktiveres Zweikampfverhalten, Hüfte dreht verstärkt ein), sondern erst durch eine Definition von Messen oder einer operationalen Festlegung, eine quantitative Maßzahl erhalten. D. h., es müssen Messvorschriften oder Regeln (Verfahrensschritte) aufgestellt werden, die aus zunächst abstrakten gedanklichen Konzepten oder Konstrukten (z. B. physiologisches Gangbild) konkrete empirisch prüfbare Objekte, Sachverhalte oder Merkmale machen (z. B. Kraftimpuls beim Aufsetzen der Ferse am Boden). Allgemein lässt sich somit konstatieren, dass Messungen theorieabhängig sind und daher die Qualität einer Messung nicht nur von der Operationalisierung der Konzepte und Konstrukte abhängt, sondern in weiten Teilen durch die jeweilige Theorie oder Theoriestruktur, die der Messung zugrunde liegt, beeinflusst ist. Theorien framen sozusagen Messungen und Beurteilungen und bilden den konzeptionellen Bezug.

> Unter Daten in den Sozialwissenschaften versteht man a) alle systematisch erhobenen Informationen, die als empirische Grundlage für Untersuchungen dienen und b) Merkmalswerte, anhand derer die untersuchten Objekte, Sachverhalte oder Ereignisse unmittelbar verglichen werden können. Weitergehende Merkmale sozialwissenschaftlicher Daten sind in der Kontextualität, Subjektivität und Vielfalt der Untersuchungsmethoden zu sehen.

Im Gegensatz dazu sind Daten im engeren Sinn, Merkmalswerte (i. d. R. Zahlen oder Ziffern) anhand derer direkt eine inhaltliche Interpretation erfolgen kann. Diese numerische Abbildung von sozialer Wirklichkeit anhand von Zahlen wird in den Sozialwissenschaften als Messen bezeichnet (Diaz-Bone 2022; Orth 1974). Damit Daten im engeren Sinn auch zu interpretierbaren Merkmalswerten führen, sind drei zentrale Aspekte zu berücksichtigen (Kromrey et al. 2016, S. 213):

1. Die gemessenen Daten beziehen sich auf Untersuchungseinheiten. D. h., die Untersuchungseinheiten sind diejenigen Objekte (Merkmalsträger) für welche die Messwerte gelten sollten.
2. Daten sollen einen möglichst repräsentativen Ausschnitt der Untersuchungseinheiten darstellen (z. B. ausgewählte Merkmale).
3. Die Ausprägung der Untersuchungseinheit (d. h. der Variablenwert) ist der eigentliche Messwert (Datenwert).

Für die numerische Darstellung der Daten bietet sich eine strukturierte Datenmatrix (Datentabelle) an. Dabei wird jeder Untersuchungseinheit eine Zeile in der Datentabelle und jedem Variablenwert ein fester Platz innerhalb der Zeile zugewiesen (Fröhlich et al. 2020, S. 27). Das bedeutet, aus der Kombination von Zeilen und Spalten lässt sich genau ein Wert ablesen (siehe exemplarische Datenmatrix Dindorf et al. 2024). Aus dieser Datenstruktur heraus folgen für die Datensammlung drei Prinzipien (Kromrey et al. 2016, S. 217):

1. *Prinzip der Vergleichbarkeit* (z. B. Vergleichbarkeit im Hinblick auf die Untersuchungsbedingungen, die Eigenschaftsdimensionen und die Merkmalsdimensionen)
2. *Prinzip der Klassifizierbarkeit* (z. B. eindeutige Zuordnung in eine Kategorie, Ausschluss, dass keine Kategorie besetzt werden kann)
3. *Prinzip der Vollständigkeit* (z. B. in der Datenmatrix sollten keine Zellen leer sei, fehlende Werte sollten kenntlich gemacht werden)

Unter Messen versteht man in den Sozialwissenschaften, die strukturtreue (homomorphe) Abbildung, eines empirischen Relativ durch ein numerisches Relativ. D. h., die Zuweisung von Zahlen (Ziffern) zu Objekten, Sachverhalten oder Ereignissen entsprechend der Ausprägungen der betrachteten Merkmale. Das Messergebnis wäre sodann die strukturtreue numerische Abbildung der empirischen Merkmalsausprägung.

Messen im engeren und weiteren Sinn ist somit zunächst ein theorieabhängiger Akt, bei dem verschiedene messtechnische, soziale, gesellschaftliche und zeitliche Kontexte den Messprozess bedingen. Idealtypisch wird hierbei der theoretische Rahmen hinreichend spezifiziert oder operationalisiert. Das bedeutet, konkrete Festlegungen, Entscheidungen und Verfahrensschritte der Messung müssen methodisch begründet und legitimiert sein (Diaz-Bone 2022, S. 107).

Im Weiteren folgt die logisch-mathematische Zuordnung und Spezifikation von Zuordnungsregeln im Rahmen der Messtheorie. Die *axiomatische Messtheorie* benennt dabei drei Voraussetzungen (Döring 2023, Sedlmeier und Renkewitz 2018):

1. *Repräsentation* (betrifft die Frage, inwieweit ein bestimmtes Merkmal überhaupt messbar ist? bzw. wie können empirische Beziehungen numerisch abgebildet werden?)
2. *Eindeutigkeit* (betrifft die Frage, wie Messwerte verändert werden können, ohne dass sich der Informationsgehalt verändert? bzw. die Eindeutigkeit der Abbildung erhalten bleibt?)
3. *Bedeutsamkeit* (betrifft die Frage, welche mathematischen Operationen zu empirisch sinnvollen Aussagen führen? bzw. welche numerischen Aussagen sind auch empirisch bedeutsam?)

Neben diesen drei wesentlichen Grundvoraussetzungen für eine empirische Messung und unter Bezug auf die Definition von Messen, gilt es im Folgenden, weitere Kriterien für eine strukturtreue Abbildung zu erläutern, was zum Begriff der axiomatischen Messtheorie überleitet.

1.2 Axiomatische Messtheorie

Wie in der Definition von Messen zum Ausdruck gebracht, ist die strukturtreue (homomorphe) Abbildung, eines empirischen Relativ durch ein numerisches Relativ wesentliches Kennzeichen sozialwissenschaftlicher Datenerhebungsverfahren. Im Rahmen der axiomatischen Messtheorie soll diese strukturtreue Abbildung näher erläutert werden (Kromrey et al. 2016; Saint-Mont 2011). Zunächst gilt es den

Begriff der Relation zu spezifizieren. Unter Relation versteht man im Allgemeinen eine Beziehung zwischen Elementen einer Menge bzw. im Speziellen eine Regel durch die ein Element x einem Element y zugeordnet wird (z. B. Person x hat ein genauso unauffälliges Gangbild wie Person y). Dabei kann die Beziehung bzw. Zuordnungsregel zwischen den Elementen verschiedene Ausprägungen haben Tab. 1.1 (vgl. Kromrey et al. 2016, S. 219 f.):

- *Symmetrische Relation*: Eine Relation ist symmetrisch, wenn sie mit ihrer Umkehrrelation übereinstimmt (z. B. Person x hat ein genauso unauffälliges Gangbild wie Person y)
- *Asymmetrische Relation*: Eine Relation ist asymmetrisch, wenn man die Relation nicht umkehren kann, ohne dass die Aussage falsch wird (z. B. Person x hat ein gestörteres Gangbild als Person y)
- *Reflexive Relation*: Eine Relation ist reflexiv, wenn sie aus zwei gleichen Bestandteilen besteht, ohne falsch zu sein (z. B. Person x hat ein unauffälliges Gangbild, das Gangbild von Person x ist unauffällig)
- *Irreflexive Relation*: Eine Relation ist irreflexiv, wenn die reflexive Relation nicht gilt (z. B. das gestörte Gangbild von Person x ist nicht gestörter als Gangbild der Person x)
- *Transitive Relation*: Eine Relation ist transitiv, wenn eine formale Struktur zwischen den Relationen besteht (z. B. ein Gehtraining wirkt sich gleich positiv auf Person x mit unauffälligem Gangbild, Person y mit leicht gestörtem Gangbild und Person z mit stark gestörtem Gangbild aus)
- *Intransitive Relation*: Eine Relation ist intransitiv, wenn eine formale Struktur zwischen den Relationen besteht, diese jedoch nicht umgedreht werden kann, ohne dass sie falsch wird (z. B. wenn sich ein Gehtraining auf das Gangbild von

Tab. 1.1 Relationstypen und deren Beziehungen

Relationstyp	Beschreibung	Formale Abbildung	Reflexiv	Symmetrisch	Transitiv
Äquivalenzrelation	Gleichheit zw. Objekten	$x = y$	ja	ja	ja
Ordnungsrelation	Größer-/ Kleiner-Relation	$x > y$	nein	nein	ja
Additive Relation	Summierbarkeit	$x_1 + x_2 = y$	–	–	–
Differenzrelation	Abstände messbar	$d(x, y) = z$	ja	ja	nein
Verhältnisrelation	Verhältnisse interpretierbar	$x/y = z$	ja ($x/x = 1$)	ja	ja

Person x und y als auch von y und x gleich positiv auswirkt, muss das Gehtraining nicht die gleichen positiven Effekte bei Person x und z haben)

- *Äquivalenzrelation*: Eine Relation ist äquivalent, wenn sie sowohl symmetrisch, reflexiv als auch transitiv ist (z. B. Person x und Person y haben das gleiche auffällige Gangbild)
- *Ordnungsrelation*: Eine Relation bildet eine Ordnungsrelation ab, wenn sie sowohl irreflexiv, asymmetrisch und transitiv ist (z. B. Person x hat ein unauffälligeres Gangbild als Person y)

Nachdem die Relationen spezifiziert sind, gilt es noch die Abbildungsstruktur zwischen den Elementen festzulegen. Dabei kann zwischen *isomorpher* (strukturtreuer) und *homomorpher* (strukturwahrend) Abbildungsstruktur unterschieden werden. Während bei der isomorphen Abbildungsstruktur eines empirischen Relativ und einem numerischen Relativ jedem Objekt im empirischen System genau eine Zahl und umgekehrt zugeordnet ist und alle Relationen und Operationen zwischen den Objekten erhalten bleiben, können bei einer homomorphen Abbildungsstruktur mehrere empirische Objekte durch den gleichen Zahlenwert repräsentiert sein (die Relationen und Operationen zwischen den Objekten bleiben erhalten). Insgesamt werden strukturtreue Abbildungen als *Morphismen* bezeichnet (Schnell et al. 2018, S. 122).

1.3 Messskalen oder Skalentypen

Aus den bisherigen Überlegungen heraus, lassen sich Messskalen als eine Menge empirischer Objekte, Sachverhalte oder Personen, für die bestimmte Relationen der Zuordnung gelten und die durch eine Menge an reellen Zahlen, nach einer Abbildungsvorschrift (Abbildungsstruktur) festgelegt sind, verstehen.

▶ Unter einer Messskala versteht man im Kontext der axiomatischen Messtheorie ein empirisches Relativ, ein numerisches Relativ und eine die beiden Relative verbindende, homomorphe Abbildungsfunktion.

Messskalen (Skalentypen) lassen sich im Weiteren danach unterscheiden, welche Transformationen für sie zulässig sind. Die am meisten verbreitete Messskalenklassifikation geht dabei auf Stevens (1946) zurück und unterscheidet zwischen Nominal-, Ordinal-, Intervall- und Verhältnisskala (Ratioskala). Da in den gängigen Lehrwerken der empirischen Sozialforschung sowie in den Methoden- und Statistiklehrwerken die Messskalenniveaus bzw. -typen hinreichend beschrieben sind (Bühner und Ziegler 2017, Diekmann 2022; Sedlmeier und Renkewitz 2018), soll im Folgenden nur eine kurze Erläuterung und tabellarische Darstellung Tab. 1.2 dazu erfolgen (siehe Döring 2023, S. 240 ff.).

Definition

Nominalskala: Bei einer Nominalskala werden den Objekten des empirischen Relativ Zahlenwerte so zugeordnet, dass Objekte mit gleicher Merkmalsausprägung gleiche Zahlen und Objekte mit unterschiedlichen Merkmalsausprägungen verschiedene Zahlen zugewiesen bekommen (Gleich- bzw. Ungleichheit von Objekten).

Ordinalskala: Bei einer Ordinalskala werden den Objekten des empirischen Relativ Zahlen so zugeordnet, sodass von zwei Objekten das „dominantere" Objekt die größere Zahl erhält. Bei Gleichheit der Merkmalsausprägung sind die Zahlen identisch (Möglichkeit der Rangordnung der Objekte).

Intervallskala: Bei einer Intervallskala werden den Objekten des empirischen Relativ Zahlen so zugeordnet, dass die Rangordnung der Zahlendifferenzen zwischen den zwei Objekten der Rangordnung der Merkmalsunterschiede zwischen den beiden Objekten entspricht. Die Intervallskala zeichnet sich durch Äquidistanz bzw. Gleichabständigkeit der Messwerte aus (Intervalle haben die gleiche Größe).

Verhältnisskala bzw. Ratioskala: Bei einer Verhältnisskala werden den Objekten des empirischen Relativs Zahlen so zugeordnet, dass die Rangordnung der Zahlendifferenzen zwischen den zwei Objekten der Rangordnung der Merkmalsunterschiede zwischen den beiden Objekten entspricht. Die Verhältnisskala hat im Gegensatz zur Intervallskala noch einen Nullpunkt (Null entspricht der tatsächlichen Abwesenheit des gemessenen Werts). Die Ratioskala hat zusätzlich einen absoluten Nullpunkt. Bei der Absolutskala ist zusätzlich noch die empirische Maßeinheit vorgegeben.

Allgemein und in der Gesamtbetrachtung kann man zu den Messskalenniveaus festhalten (Schnell et al. 2018, S. 126 f.):

- Das Messniveau erhöht sich umso mehr, je weniger Transformationen der Messwerte zulässig sind.
- Je höher das jeweilige Messskalenniveau, desto mehr mathematische bzw. teststatistische Verfahren können mit den Messwerten durchgeführt werden (z. B. bei Nominalskalen Häufigkeitsberechnungen und bei Verhältnisskalen Berechnung von geometrischen Mittelwerten).
- Der Informationsgehalt (Aussagekraft) einer Messung steigt i. d. R. mit dem Messskalenniveau an.

Tab. 1.2 Zentrale Eigenschaften der wichtigsten Messskalen

Merkmal	**Nominal**	**Ordinal**	**Intervall**	**Verhältnis**	**Absolut**
Beispiel	Sportarten Geschlecht	Schulnoten, Ranglisten	Temperatur in °C	Temperatur in K	Anzahl von Objekten
Zulässige Transformationen	beliebige Bijektion	monotone Transformation	lineare Transformation ($a \cdot x + b$)	Ähnlichkeitstransformation ($a \cdot x$, $a > 0$)	Identitätstransformation (x bleibt x)
Aussagemöglichkeiten	Gleich/Verschieden	Größer-/Kleiner	Vergleich von Abständen	Verhältnisvergleiche	Exakte Zahlenwerte
Abstände interpretierbar?	nein	nein	ja	ja	ja
Verhältnisse interpretierbar?	nein	nein	nein	ja	ja
Natürlicher Nullpunkt?	nein	nein	nein	ja	ja
Lagemaße	Modus	+ Median,	+ Mittelwert	+ Mittelwert	+ Mittelwert
Axiome erfüllt	Äquivalenzrelation	Strenge Ordnung	Addition konsistent	Multiplikation sinnvoll	Zählbarkeit, abs. Einheiten

Dies führt dazu, dass man in weiten Teilen der sozialwissenschaftlichen Forschungspraxis ein möglichst hohes Messskalenniveau anstrebt.

1.4 Gütekriterien

Damit Daten möglichst präzise, fehlerfrei und inhaltlich eindeutig interpretierbar erhoben werden können, müssen zentrale Gütekriterien eingehalten werden. Auf einer ersten Ebene sind Gütekriterien für Messinstrumente (z. B. Zuverlässigkeit und Gültigkeit) und Gütekriterien die den Forschungsprozess bzw. das Forschungsdesign (z. B. Generalisierbarkeit und Eindeutigkeit) betreffen zu nennen. Auf einer zweiten Ebene werden Haupt- und Nebengütekriterien differenziert. Gütekriterien im Rahmen des Forschungsprozesses unterliegen dabei dem sogenannten Postulat der *Werturteilsfreiheit* (Friedrichs 1990). Für die Sozialwissenschaften können die Gütekriterien streng genommen nur im *Begründungszusammenhang* eingefordert werden, während im *Entdeckungs-* und *Verwertungszusammenhang* empirischer Forschung durchaus subjektive Meinungen, Interessen oder auch außengesteuerte Rahmenbedingungen zugelassen sind (Fröhlich et al. 2022, S. 83).

1.4.1 Gütekriterien für Messinstrumente

Klassische Messinstrumente der empirischen Sozialforschung wie Beobachtung und Befragung sowie medial- bzw. digitalassistierte Verfahren (z. B. Ton-, Bild-, Videoauswertungen), aber auch alle Formen von Tests sollten im Allgemeinen zu objektiven Messergebnissen führen, was durch das Gütekriterium der *Objektivität* (Unabhängigkeit der Ergebnisse von der forschenden Person) zum Ausdruck gebracht wird. D.h, Messergebnisse sollten a) unabhängig von der Art und Weise der Durchführung (*Durchführungsobjektivität*), b) der Auswertung (*Auswertungsobjektivität*) und c) der Schlussfolgerung (*Interpretationsobjektivität*) sein (Moosbrugger und Kelava 2020). Oftmals ist dieses Kriterium nur bedingt erfüllt, da subjektive Annahmen, mangelnde Standardisierung oder fehlende Sorgfalt bei der Datenaufbereitung die Objektivität beeinträchtigen.

Des Weiteren sollten Messergebnisse zuverlässig, reproduzierbar (reliabel) und fehlerfrei erhoben werden. Innerhalb der Sozialwissenschaften wird dabei die *Reliabilität* (Zuverlässigkeit bzw. Genauigkeit) eines Tests oder Messinstruments im Allgemeinen weiter in fünf Unterkategorien differenziert (Döring 2023, S. 460 ff.):

1. *Test-Retest-Reliabilität* (Stabilität des Messergebnis über die Zeit)
2. *Paralleltest-Reliabilität* (Übereinstimmung zweier paralleler Testformen)
3. *Split-Half-Reliabilität* (Konsistenz innerhalb eines Tests)
4. *Interne Konsistenz* (Zusammenhang der Items innerhalb eines Tests)
5. *Interrater-Reliabilität* (Übereinstimmung zwischen mehreren Bewertern)

Zuverlässigkeit einer Messung bzw. Datenerhebung impliziert dabei, dass Messwerte möglichst als wahre Werte – somit ohne (Mess-)Fehler – erhoben werden Abschn. 1.5. (Gäde et al. 2020). Die Zuverlässigkeit einer Messung zeigt sich dabei in a) intertemporaler, b) intersubjektiver und c) interinstrumenteller Stabilität erhaltener Messwerte (Kromrey et al. 2016, S. 243).

Wichtig *Intertemporale Stabilität* liegt vor, wenn bei wiederholten Messungen, dass Messsystem die gleichen Ergebnisse liefert.

Intersubjektive Stabilität liegt vor, wenn verschiedene Personen bei gleichem Messsystem das gleiche Ergebnisse erzielen (analog zu Objektivität).

Interinstrumentelle Stabilität liegt vor, wenn durch verschiedene Messsysteme das gleiche Messergebnis gemessen wird.

Aus den bisherigen Informationen kann man ableiten, dass Objektivität und Reliabilität notwendige Bedingungen für das dritte Gütekriterium der Gültigkeit bzw. *Validität* sind (Ausmaß oder Grad der Genauigkeit mit der ein Test auch tatsächlich das misst, was gemessen werden soll oder vorgibt zu messen). Notwendige Bedingung bringt dabei zum Ausdruck, dass objektive und reliable Messergebnisse als Grundlage für valide Ergebnisse anzusehen sind, diese jedoch keine hinreichenden Bedingungen oder Voraussetzungen darstellen, da Messwerte in hohem Maße intertemporale, intersubjektive und interinstrumentelle Stabilität haben können, jedoch unangemessene oder sogar falsche (nicht gültige bzw. valide) Konstrukte, Indikatoren oder Sachverhalte messen Abb. 1.1.

Während Objektivität und Reliabilität über verschiedene teststatistische Verfahren und Kennziffern (z. B. Reliabilitätskoeffizienten, Cronbachs α) überprüft und gegebenfalls angepasst werden können (Gäde et al. 2020), ist das Kriterium der Validität in hohem Maße durch theoretische, konzeptionelle und empirisch begründbare Annahmen oder Voraussetzungen zu belegen und zu prüfen (z. B. Kreuzvalidierung, konfirmatorische Faktorenanalysen). Unterkategorien der Validität sind u. a. die Inhaltsvalidität (prüft inwieweit der Inhalt vollständig und relevant

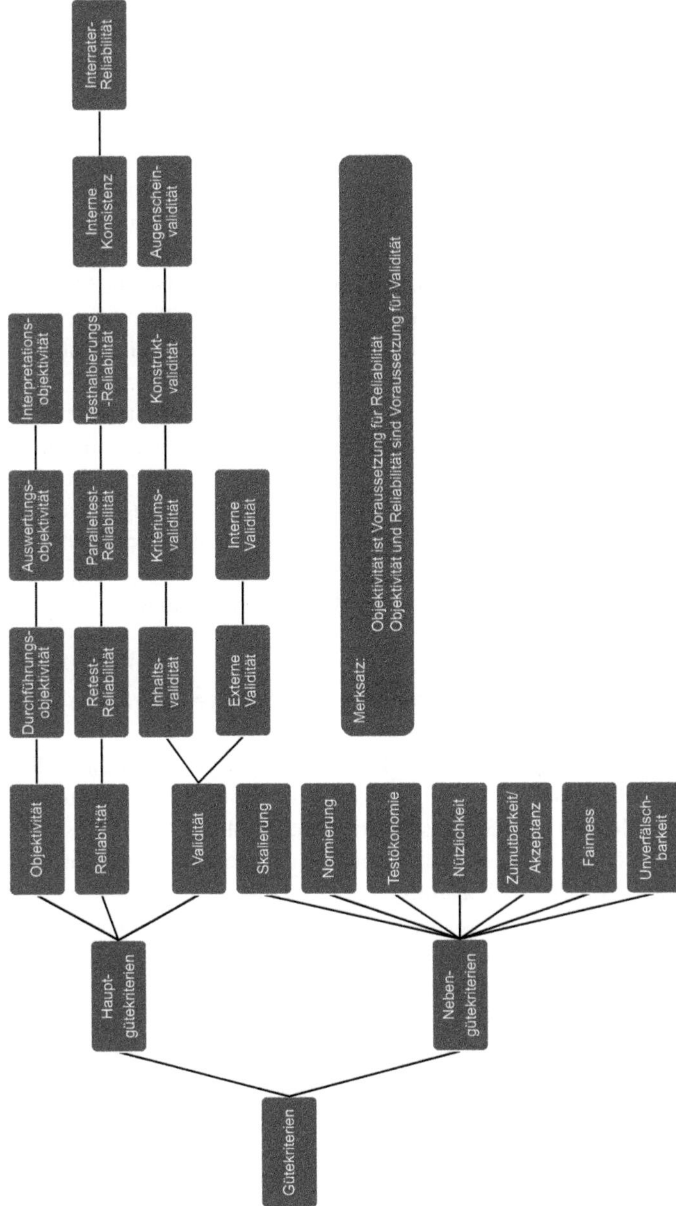

Abb. 1.1 Gütekriterien – Haupt- und Nebengütekriterien und deren Unterkategorien

ist), die Kriteriumsvalidität (prüft inwieweit es eine Übereinstimmung mit einem externen Kriterium gibt) und die Konstruktvalidität (prüft inwieweit das theoretische Konstrukt tatsächlich gemessen wird) (Krebs und Menold 2022, S. 556 ff.). Des Weiteren kann die sog. Augenscheinvalidität (die Gültigkeit der Messung wird über Augenschein bestimmt) als weitere Dimension der Validität genannt werden. Augenscheinvalidität wird oftmals über „*measurement per fiat*" vorgenommen, indem willkürlich Messgrößen oder zu messende Konstrukte festgelegt werden, was jedoch als problematisch anzusehen ist, da damit die Verfälschbarkeit des Test- bzw. Messsystems steigt (Zavgren und Lambert 1980).

Insgesamt kann man konstatieren, dass ein Messsystem oder eine Messvorschrift mindestens eine der drei Validitätskriterien – Inhalts-, Kriteriums- und Konstruktvalidität – erfüllen sollte, um als gültige Messung oder Messverfahren angesehen zu werden, d. h., die Validierung des Messinstruments ist ein zunächst hochgradig theoretischer Vorgang (Borgstede und Eggert 2023), der im Weiteren einer empirischen teststatistischen Prüfung bedarf. Darüber hinaus ist zu erwähnen, dass das Kriterium der Validität sich in weitem Maße – neben dem eigentlichen Messvorgang – auf die Qualität bzw. die Beurteilung der Schlussfolgerung aus der Messung bezieht. Wie bereits erwähnt, ist die Reliabilität eine bedingte Voraussetzung für die Validität. D.h, ein valides Messsystem misst immer auch reliabel, während ein reliables Messsystem nicht automatisch valide Messergebnisse zeigt.

1.4.2 Gütekriterien für Forschungsprozesse bzw. -designs

In Analogie zur Messsystemebene (Messvalidität) bezieht sich die Validität im Rahmen eines Forschungsprozesses bzw. eines Forschungsdesigns (Studienvalidität) auf die Gültigkeit von Schlussfolgerungen, die durch die Untersuchung gemacht werden können und lässt sich in interne und externe Validität unterscheiden. Bei der internen Validität (Eindeutigkeit der Ergebnisinterpretation) wird geprüft, inwieweit die Ergebnisse einer Studie, einer experimentellen Untersuchung oder auch allgemein einer Hypothesenprüfung eindeutig auf die untersuchten Ursachen (z. B. Treatment oder Intervention) zurückgeführt werden können, ohne das Störfaktoren oder Alternativerklärungen die Ergebnisse beeinflussen oder verzerren.

Bei der externen Validität (Übertragbarkeit der Ergebnisinterpretation) ist die Frage angesprochen, inwieweit die Ergebnisse einer Studie, einer experimentellen Untersuchung oder auch allgemein einer Hypothesenprüfung Verallgemeinert werden können. Dabei bezieht sich die Verallgemeinerbarkeit auf andere Kontexte, Situationen, Personen, Zeiten oder auch Orte. D. h., die Ergebnisse sollten möglichst repräsentativ und realitätsnah die Stichprobe und die Untersuchungssituation widerspiegeln.

Wie unschwer zu erkennen, stehen interne und externe Validität in einem gegenseitigen Spannungsfeld und forschungsmethodischen Zielkonflikt. Während durch versuchsplanerische Maßnahmen (z. B. randomisierte kontrollierte Studien) und durch strenge Kontrolle von Störfaktoren (z. B. standardisierte kontrollierte Bedingungen) sowie unter möglichst kontrollierten Bedingungen (z. B. Laborsetting) eine hohe interne Validität der Ergebnisse erzielt werden kann, ist die Übertragbarkeit dieser Ergebnisse in die reale Welt (z. B. außerhalb des Labors) sodann nur bedingt gegeben. Im Gegensatz dazu, sind Ergebnisse die unter natürlichen Bedingungen (z. B. Felduntersuchungen) und mit heterogenen Stichproben gewonnen wurden (hohe externe Validität) oftmals durch mangelnde Kontrolle von Störfaktoren in der Aussagekraft (interne Validität) eingeschränkt. Allgemein lässt sich festhalten:

- Zwischen interner und externer Validität ist ein ausgewogenes Verhältnis anzustreben, wobei in den frühen Phase eines Forschungsvorhabens oder Forschungsprogramms eher die interne Validität im Fokus steht, während in folgenden Studien (Teilstudien) die Generalisierung geprüft wird.
- Die Generalisierbarkeit der Ergebnisse ist jedoch nur dann von Relevanz, wenn die interne Validität gegeben ist. Das bedeutet, nur valide Ergebnisse könne sinnvoll generalisiert werden.
- Die Messvalidität ist die Voraussetzung für die interne und externe Validität. Nur wenn auf der Ebene der Inhalts-, Kriteriums- und Konstruktvalidität das gemessen wird, was gemessen werden soll, sind einerseits kausale Schlussfolgerungen (interne Validität) und andererseits sinnvolle Generalisierungen (externe Validität) möglich. Ein Forschungsvorhaben ist also nur so gut wie seine Messinstrumente.

In Tab. 1.3 ist die Beziehung von Messvalidität auf den Einfluss von interner und externer Validität exemplarisch zusammengefasst.

Tab. 1.3 Beziehung von Messvalidität auf interne und externe Validität

Messvalidität	Einfluss auf interne Validität	Einfluss auf externe Validität
Inhaltsvalidität	Klare Operationalisierung des Konstrukts → klare Ursachenprüfung	Repräsentativität des Konstrukts → bessere Generalisierbarkeit
Konstruktvalidität	Richtige Ursache-Wirkung nur möglich, wenn Konstrukt korrekt erfasst	Nur echte Konstrukte lassen sich auf andere Kontexte übertragen
Kriteriumsvalidität	Verlässliche Bezüge zu anderen Variablen stützen interne Plausibilität	Praxisrelevanz stärkt Übertragbarkeit der Ergebnisse

1.4.3 Nebengütekriterien

Zusätzlich zu den Hauptgütekriterien auf Mess- und Forschungsprozessebene werden an Messungen oder Messprozeduren Aspekte adressiert, die als sogenannte Nebengütekriterien beschrieben sind. Obwohl als Nebengütekriterien begrifflich gefasst, sind diese umso mehr zu berücksichtigen, wenn bspw. Kosten-Nutzen-Abwägungen bei der Durchführung einer Studie oder forschungsethische Aspekte wie Fairness als auch Norm- oder Referenzvergleiche angestellt werden. Gerade Norm- und Referenzwerte sind hierbei hervorzugeben, sollten Messergebnisse nicht nur deskriptiv, sondern interpretativ in Bezug auf Referenzpopulationen, Subgruppen oder zur diagnostischen Einschätzung herangezogen und beschrieben werden (Fröhlich et al. 2024a). In Anlehnung an Himme (2009), Moosbrugger und Kelava (2020) sowie Shadish, Cook und Campbell (2002) können zentrale und erweiterte Nebengütekriterien unterschieden werden.

- Zu den zentralen Nebengütekriterien zählen:

  1. *Utilität* (z. B. Nützlichkeit, Tauglichkeit, praktische Relevanz)
  2. *Fairness* (z. B. Gleichbehandlung, Chancengerechtigkeit)
  3. *Normierung/Vergleichbarkeit* (z. B. Ergebnisse Testverfahren)
  4. *Testökonomie* (z. B. Aufwand-Nutzen-Relation, Relevanz)
  5. *Zumutbarkeit* (z. B. Belastung, Kosten-Nutzen-Relation, Schutz der Person)
  6. *Unverfälschbarkeit* (z. B. gezielte Vortäuschung ist eingeschränkt, Testperson kann die Testwerte nur bedingt verzerren)
  7. *Akzeptanz* (z. B. Überzeugungen, Ablehnung)

- Zu den erweiterten Nebengütekriterien zählen:

  1. *Transparenz* (z. B. Information, Vertrautheit, Nachvollziehbarkeit)
  2. *Flexibilität/Adaptivität* (z. B. Anpassbarkeit an unterschiedliche Kontexte, Situationen, Zielgruppen)
  3. *Reaktivität* (z. B. geringe Beeinflussung der Personen durch Test oder Messung)
  4. *Kulturelle Angemessenheit* (z. B. Test ist kulturell sensibel und nicht ethnisch oder sprachlich voreingenommen)

1.5 Messfehler und Zuverlässigkeit

Wie unter Abschn. 1.4.1 erläutert, sollten Messergebnisse einerseits zuverlässig und reproduzierbar und andererseits messfehlerfrei erhoben werden, was mit dem Gütekriterium der Reliabilität zum Ausdruck gebracht wird.

$$Reliabilität = \frac{Varianz\left(wahrer\ Wert\right)}{Varianz\left(gemessener\ oder\ beobachteter\ Wert\right)} = \frac{Var(T)}{Var(X)}$$

Die Reliabilität wäre perfekt (Reliabilitätskoeffizient = 1), wenn keine Messfehler vorliegen und die gemessenen bzw. beobachteten Werte den wahren Wert repräsentieren würden. Generell wird man jedoch feststellen, dass Messergebnisse – nicht nur in den Sozialwissenschaften, sondern in allen wissenschaftlichen Disziplinen und Messprozeduren – mit Messfehlern behaftet sind (exemplarisch für die Physik siehe Bailey 2017). Die Grundannahme, dass Messfehler prinzipiell nicht auszuschließen sind und sich der Messwert (-ergebnis) aus dem wahren Wert (personenbedingter Erwartungswert) und einem Messfehler zusammensetzt geht u. a. auf die Überlegungen von Charles Spearman (1863-1945) zurück (Spearman 1927) und wird in der zugrundeliegenden Messfehlertheorie weiter ausgeführt (Lord und Novick 1968). Die Annahmen der Messfehlertheorie oder besser bekannt als „Klassische Testtheorie" (KKT) besagen (Moosbrugger et al. 2020, Schnell et al. 2018):

1. Jeder Testwert (X) ist aus einem wahren Merkmalsanteil (True-Score = T) und einem zufälligen Messfehleranteil (Error = E) zusammengesetzt:
2. Der Erwartungswert der Fehler ist null: E (E) = 0
3. Der Messfehler ist mit dem wahren Wert unkorreliert: *p* (T, E) = 0
4. Wahrer Wert und Fehlerwert zweier verschiedener Tests sind unabhängig und damit unkorreliert: *p* (T Test-1, E Test-2) = 0
5. Fehlerwerte von zwei verschiedenen Tests oder einer Messwertreihe sind unabhängig und damit unkorreliert: *p* (E Test-1, E Test-2) = 0

Aufgrund dieser Annahmen lassen sich verschiedene Aussagen ableiten:

- Je größer der Messfehler, desto weniger zuverlässig misst ein Test (Reliabilität nimmt ab)
- Der Messfehler „verschwindet", wenn ein Test an „vielen" Individuen oder ein Test „mehrfach" bei ein und derselben Person angewandt wird (Messfehler mitteln sich aus)

- Eine pauschale Angabe „wie oft“ oder an „wie vielen“ Personen der Test wiederholt werden muss gibt es nicht. Aspekte wie Testpower, Präzision, Genauigkeit oder theoretisches Konzept sind zu berücksichtigen
- Die klassische Messfehlertheorie impliziert, dass Fehler zufällig und nicht systematisch sind

Im Gegensatz zu den theoretischen Annahmen der KKT, sind Messwerte jedoch nicht nur durch zufällige, sondern auch durch systematische Messfehler beeinflusst. Das bedeutet, empirische Messwerte unterscheiden sich vom wahren Wert um die zufälligen und die systematischen Abweichungen, wobei die zufälligen Abweichungen in Betrag und Vorzeichen um den wahren Wert streuen, während eine systematische Abweichung fallweise positiv oder negativ sein kann Abb. 1.2.

> Zufällige Fehler (unsystematische Messfehler) können prinzipiell durch mehrfach wiederholte Messungen oder durch Messungen bei vielen Personen unter gleichen Bedingungen durch die Mittelung der Messergebnisse den wahren Wert gut „schätzen“. D. h., zuverlässigere (reliablere) Schätzungen des wahren Werts liefern. Zufällige Fehler beeinflussen somit die Präzision von Messungen. Zufällige Fehler sind jedoch schwieriger zu kontrollieren und äußern sich in der Streuung von Wiederholungsmessungen über einen bestimmten Bereich. Die Mittelung von Daten mit schlechter Qualität führt nicht unbedingt zu einem Ergebnis mit guter Qualität.

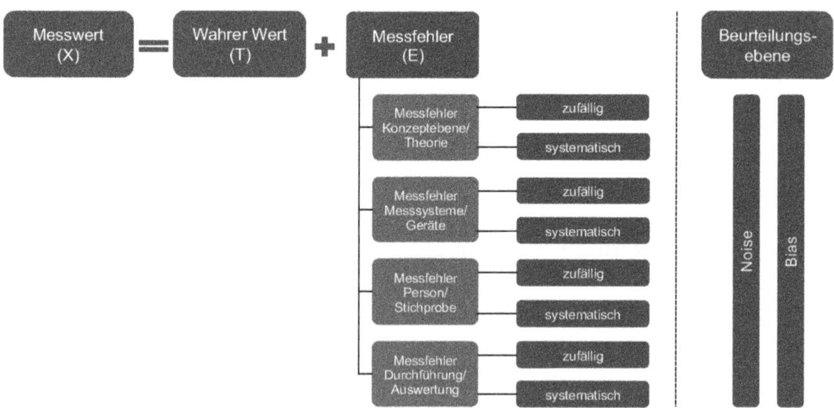

Abb. 1.2 Erweiterte Darstellung von Messfehlern

> Systematische Fehler (Bias) können durch wiederholte oder mehrfache Messungen nicht reduziert werden, da der systematische Fehler durch Ursachen im Messsystem (-gerät) (z. B. keine Eichung), der Testsituation (z. B. Versuchsaufbau), der Rahmenbedingungen (z. B. Zeit, Klima, Ort) oder der gemessenen Person (z. B. Müdigkeit, Sozialisation) bedingt wird und eine konstante Verzerrung darstellt. Systematische Fehler beeinflussen somit die Genauigkeit eines Ergebnisses und sollten durch geeichte Messsysteme, instruierte und standardisierte Anweisungen, kontrollierte Versuchsbedingungen etc. möglich minimiert, neutralisiert oder ausgeschaltet werden.

Zufällige Fehler – in der Verhaltensforschung auch als „*Random Error*" oder „*Noise*" beschrieben – verzerren Messungen nicht konsistent in eine Richtung, sondern variierend zufällig um den tatsächlichen Wert und wirken sich somit direkt auf die Zuverlässigkeit (Reliabilität) einer Messung aus. Im Gegensatz dazu verzerren systematische Fehler – in der Verhaltensforschung auch als „*Bias*" beschrieben – die Messergebnisse konsistent in eine Richtung und haben somit einen größeren Einfluss auf die Genauigkeit (Validität). Sie können daher zu ungenauen Schlussfolgerungen über das gemessene Konstrukt führen.

1.6 Messen und Indexbildung

Wie in Abschn. 1.1 und Abschn. 1.2 ausgeführt, kommen Messwerte (-ergebnisse) dadurch zustande, dass beim strukturtreuen Messen, die empirischen Eigenschaften von Objekten, Gegenständen oder Sachverhalten sowie die Einordnung dieser strukturerhaltend in Daten erfolgt. Beim Messen von Indizes (i. d. R. additive Indikatoren) wie dem Body-Mass-Index, des Körperhaltungs-Index, der motorischen Leistungsfähigkeit (Deutscher Motorik-Test) etc. gibt es jedoch keine eindimensionale strukturerhaltende Abbildungsfunktion. Vielmehr legt der mehrdimensionale Begriff (Index) die theoretische Struktur wie die Objekte, Gegenstände oder Sachverhalte anhand ihrer Ausprägung einzuordnen sind, fest. Das bedeutet, die Messung konstruiert die empirische Struktur. So definieren bspw. die Leistungswerte in den acht Dimensionen des Deutschen Motorik-Test additiv die motorische Leistungsfähigkeit anhand einer empirischen Festlegung (z. B. Z-Transformation der Leistungswerte).

> In Anlehnung an Kromrey et al. (2016, S. 234) kann man festhalten. Beim Messen als strukturtreue Abbildung wird eine bereits existierende empirische Struktur durch die Messung abgebildet. Bei der Messung von Indizes wird hingegen eine zunächst theoretisch begründete Struktur definiert (operationalisiert), welche dann durch die eigentliche Messung, die empirischen Objekte anhand ihrer jeweiligen Merkmalsausprägungen einordnet.

Das Messen von Indizes verlangt eine überaus große Sorgfalt bei der Festlegung der Indikatoren, der Operationalisierung sowie der verwendeten Skalen (Messniveaus) damit der zu messende Sachverhalt in der Indexbildung möglichst unverzerrt abgebildet wird. Daher ist bei der Messung von Indizes zu berücksichtigen:

1. Die strukturtreue Abbildung ist das zentrale Qualitätsmerkmal von Indizmessungen
2. Zentrale Unterschiede und Relationen zwischen den Elementen sollen sich auch im Index widerspiegeln
3. Die Zusammensetzung (z. B. Auswahl, Anzahl) und Gewichtung (z. B. additiv, multiplikativ) der Einzelindikatoren muss so gewählt sein, dass sie möglichst der realen Bedeutung der Teilaspekte entspricht
4. Es sollte keine Überbetonung oder Vernachlässigung einzelner Aspekte erfolgen und jeder Einzelindikator sollte anteilig repräsentiert sein

Generell lassen sich durch Indexwerte a) Vergleiche über verschiedene Zeiträume und Regionen, b) Vergleiche über verschiedene Personengruppen, c) Vergleiche zu Norm- und Referenzwerten, d) Vergleiche von Stärken und Schwächen, e) Vergleiche von intra- und interindividuellen Veränderungen anstellen. Indexwerte werden im Allgemeinen normiert und einem Basiswert zugeordnet (Fröhlich et al. 2024a).

2 Messen und Beurteilen in den Gesundheitswissenschaften

Auch in den Gesundheitswissenschaften und Medizin haben „Messen" und „Beurteilen" von Daten eine grundlegend relevante Bedeutung. Dies gilt besonders für die medizinischen Kernthemen „Diagnostik" und „Therapiemonitoring", bei denen durch möglichst exakte und belastbare klinische Parameter gesundheitliche Konditionen und Erkrankungen erfasst, kategorisiert und interpretiert sowie Behandlungsverläufe und unerwünschte Nebenwirkungen überwacht werden.

Vergleichbar dem Bereich der empirischen Sozialwissenschaften, zu dem diverse inhaltliche Überschneidungen bestehen (z. B. sportmotorische Funktionstests im geriatrischen Bereich oder leistungsdiagnostische Verfahren wie Laktattests oder Ergospirometrie im Sport), wird die große Vielfalt gesundheitswissenschaftlicher und medizinischer Daten über alle Skalenniveaus erfasst, kategorisiert und entsprechend beurteilt. Kategorische und dichotome Daten wie „schwanger – nicht schwanger", „gesund – krank" als primäre Outcomes basieren dabei häufig auf diagnostischen Daten mit erweiterten Skalenniveaus und Grenzwerten („cut offs"). Nominalskalenniveaus (z. B. Blutgruppen oder Krebstypen) werden herangezogen, um Merkmale, Diagnosen oder Konditionen klassifizieren und kategorisieren zu können. Ordinale Variablen werden häufig im Rahmen klinischer Fragebögen oder Interviews zur Merkmalsausprägung eingesetzt (z. B. Nominale Rating Skala (NRS), visuelle Analogskala (VAS)). Die Mehrzahl der klinischen Tests in der medizinischen Diagnostik verwenden jedoch kontinuierliche, fortlaufende Skalen, die wie oben genannt über einen Grenzwert zu einer dichotomen Diagnose führen (z. B. Bluthochdruck ja – nein) oder, bei mehreren Grenzwerten, differenziertere Befunde liefern (knochengesund – Osteopenie – Osteoporose) bzw. über die Variation der Ergebnisse einen unterschiedlichen klinischen Stellenwert aufweisen (z. B. systolischer und diastolischer Blutdruck).

M. Fröhlich et al., *Messen und Beurteilen in interdisziplinärer Betrachtung*, essentials, https://doi.org/10.1007/978-3-662-72904-5_2

2.1 Diagnostische Verfahren in Gesundheitswissenschaften und Medizin – Übersicht und Systematisierung

Eine Übersicht und Systematisierung diagnostischer Verfahren in Gesundheitswissenschaften und Medizin lässt sich aus unterschiedlichen Perspektiven vornehmen. Die vorliegende Arbeit wählt eine Einteilung gemäß der Art der angewendeten Untersuchung. Bei der Vorstellung ausgewählter diagnostischer Verfahren möchten wir zugleich exemplarisch einige wichtige methodische Aspekte adressieren.

2.1.1 Körperliche Untersuchung

Die körperliche Untersuchung ist ebenfalls ein essenzieller Bestandteil der Anamnese. Je nach Indikation sind Bestandteile der körperlichen Untersuchung:

- Inspektion (visuelle Beurteilung des allgemeinen Erscheinungsbildes einschließlich spezifischer Körperpartien)
- Palpation (Abtasten zur Beurteilung von Größe, Form, Zusammensetzung, Schwellungen und Empfindlichkeit von Organen oder Geweben)
- Auskultation (Abhören zur Beurteilung von Herz-, Atem- und Darmgeräuschen)
- Perkussion (Abklopfen zur Erfassung der Beschaffenheit der darunterliegenden Organe)
- Erfassung der Vitalfunktionen (u. a. Blutdruck, Herz-, Atemfrequenz, Temperatur)
- Neurologische Untersuchung (Überprüfung von Reflexen, Sensibilität und Koordination)

Im Bereich der körperlichen Untersuchung bietet die Elektronische Patientenakte die Möglichkeit vordefinierter Vorlagen für unterschiedliche Aspekte und Bereiche (z. B. Inspektion, Palpation). Die Mehrzahl der Daten, die im Rahmen der körperlichen Untersuchung erhoben werden, sind nominal- oder ordinalskaliert und leisten primär einen exploratorischen Beitrag zur Befundung. In einigen Fällen wie der Erfassung von Vitalfunktion(en) (z. B. Blutdruck, Herzfrequenz) werden höhere Skalenniveaus verwendet, die meist eine direkte therapeutische Konsequenz haben. Insgesamt ist die körperliche Untersuchung aufgrund schwierigen Standardisierungsgrads, hoher Fehleranfälligkeit und hoher Abhängigkeit von der Expertise des Untersuchers ein Messbereich mit limitierter Ausprägung der Gütekriterien.

2.1.2 Laboruntersuchungen

Eine Kategorisierung von Laboruntersuchungen zeigt die unten aufgeführte Aufzählung:

- Hämatologische Untersuchungen (z. B. Hämoglobinwert, Hämatokrit, Thrombozytenzahlen)
- Biochemische Untersuchungen (z. B. Leber-, Nierenwerte, Elektrolyte, Glukose)
- Metabolische Untersuchungen (z. B. Lipidprofil, Hormonstatus)
- Infektionsdiagnostik mit serologischen Tests (z. B. Rheuma, HIV, Hepatitis), mikrobiologische Untersuchungen (z. B. „Kulturen")
- Urinuntersuchungen (z. B. Urinstatus bei Nierenschäden, Urinmikroskopie)
- Spezifische Tests (z. B. Tumormarker, Allergietest)

Im Bereich der Labordiagnostik liegen überwiegend Daten vor, die mittels kontinuierlicher, quantitativer Skalen (primär Verhältnis-, seltener Intervall- oder Absolutskalenniveaus) angegeben werden. Im Weiteren sollen anhand dieses diagnostischen Bereichs einige wichtige Kennzahlen und Fachbegriffe diskutiert werden.

Wie bereits oben eingeführt, werden in der medizinischen Praxis unterschiedlich skalierte Daten herangezogen, um eine Kondition oder Erkrankung entweder zu bestätigen oder auszuschließen. Bei „>" intervallskalierten Daten wird häufig ein Wert oder Kriterium als Grenzwert (cut-off) festgelegt, ab dem das Ergebnis als positiv oder negativ angesehen wird. D. h., die kontinuierlichen Ergebnisse werden als dichotome Entscheidungsgrundlage genutzt. Beispiele für diese Vorgehensweise sind die Grenzwerte von ≥6,5 % bzw. >125 mg/dl für die HbA1c bzw. Nüchternplasma-Glucose zur Diabetesdiagnostik. Zentrales Moment bleibt, dass der diagnostische Test möglichst exakt zwischen „Kranken" und „Gesunden" unterscheidet.

> „Richtig positiv" bedeutet, das Ergebnis einer Untersuchung oder eines diagnostischen Tests ist „positiv" und die Erkrankung liegt tatsächlich vor.

Die Grenzwerte werden dabei überwiegend auf Basis statistischer und konzeptioneller Aspekte festgelegt, um die Rate falsch-positiver bzw. falsch-negativer Ergebnisse zu verringern. Bei falsch positiven Ergebnissen liegt ein positives Testergebnis (...also ein im Vergleich zum Grenzwert ungünstigeres Ergebnis) vor, ohne dass die Person von dieser Kondition oder Erkrankung betroffen ist (Fehler 1. Art).

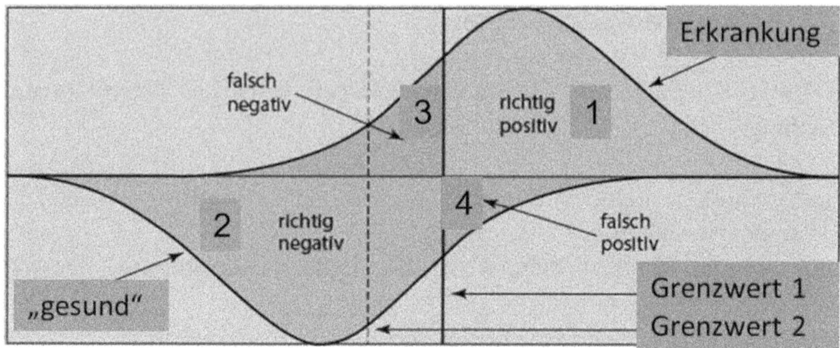

Abb. 2.1 Verteilungskurve von Testergebnissen

Im Gegensatz dazu spricht man von einem falsch negativen Ergebnis (...also ein im Vergleich zum Grenzwert günstigeres Ergebnis), wenn trotz bestehender Erkrankung ein negatives Testergebnis vorliegt.

Die Abb. 2.1 zeigt eine klassische Verteilung von Testergebnissen. Erkrankte Personen sind in der oberen, gesunde Personen in der unteren Hälfte der Grafik aufgetragen. Bei Patienten mit Erkrankung korrespondiert der Bereich (1) mit der richtig-positiven Testrate, während der Bereich (3) ein falsch-negatives Ergebnis zeigt. Für Menschen ohne Erkrankung zeigt der Bereich (2) die richtig-negativ Rate, während Bereich (4) die falsch-positive Rate anzeigt. Beim Ändern des Grenzwerts von 1 auf 2 nimmt die Anzahl von falsch-negativen Ergebnissen ab (Sensitivität steigt), dies erhöht aber auch die Anzahl der Falschdiagnosen (Spezifität fällt).

> **Wichtig** Die Sensitivität eines Tests gibt an, mit welcher Wahrscheinlichkeit eine infizierte Person auch tatsächlich ein positives Ergebnis erhält. D. h. die Sensitivität zeigt, wie gut ein Test die Krankheit erkennt. Die Berechnung der Sensitivität erfolgt über: Sensitivität = A / (A + C). Beispiel: Ein Test, der bei 8 von 10 Erkrankten positiv ist, hat eine Sensitivität von 0,8 (oder 80 %).
>
> Die Spezifität eines Tests besagt, mit welcher Wahrscheinlichkeit eine gesunde Person auch tatsächlich ein negatives Ergebnis erhält. Tests mit hoher Spezifität haben eine niedrige falsch-positiv Rate. Die Spezifität gibt somit an, wie korrekt ein Test Patienten mit Erkrankungen erkennt. Die Berechnung der Spezifität erfolgt über: Spezifität = D / (B + D). Beispiel: Ein Test, der bei 9 von 10 gesunden Menschen negativ ist, hat eine Spezifität von 0,9 (oder 90 %).

Tab. 2.1 Vierfeldergrafik zur Bestimmung von Sensitivität und Spezifität

	Erkrankung liegt vor	Erkrankung liegt nicht vor
Test positiv	Wahr-positiv (A)	Falsch-positiv (B)
Test negativ	Falsch-negativ (C)	Wahr-negativ (D)

Die Berechnung von Spezifität und Sensitivität kann mittels einfacher Kontingenztafel (2 x 2 Tabelle, Vierfeldergrafik) erfolgen (Tab. 2.1).

Legt man die unter Abschn. 1.4 aufgeführten Gütekriterien an, so sind für Laboruntersuchungen neben den zwingend zu realisierenden Anforderungen an Validität, Reliabilität (bzw. Präzision) und Objektivität sowie der oben vorgestellten Größen „Sensitivität" und „Spezifität" weitere Gütekriterien benannt. Als „Robustheit" oder „Unempfindlichkeit" wird dabei die Eigenschaft definiert, auch dann (noch) valide und reliable Ergebnisse zu liefern, „wenn die diesen Verfahren zugrunde liegenden Voraussetzungen nicht oder nicht vollkommen gegeben sind" (Alisch et al. 2013). Diese Eigenschaft ist dann relevant, wenn eine optimale Standardisierung des diagnostischen Tests nicht oder nur schwer möglich ist (z. B. Kühlung der Proben). Eine weitere Anforderung ist die „Vollständigkeit", also die Eigenschaft, dass der diagnostische Test möglichst das gesamte Spektrum möglicher Ergebnisse abdeckt. D. h., die obere und untere Bestimmungsgrenze des diagnostischen Tests sollte ausreichend genau liegen, um auch stark variierende Testergebnisse vollständig und präzise zu erfassen (Abschn. 2.5.1).

2.1.3 Funktionsdiagnostik

Unter Funktionsdiagnostik (FD) werden unterschiedliche diagnostische Verfahren zusammengefasst, um die Leistungen eines Organs bzw. Organsystems unter standardisierten Bedingungen zu überprüfen. Beispiele für Funktionsdiagnostiken in unterschiedlichen medizinischen Bereichen sind:

- Kardiologische FD: Echokardiographie, Ergometrie, Langzeit-EKG
- Pulmonale FD: Spirometrie, Diffusionskapazität, Bronchialprovokationstest
- Gastroenterologische FD: Gastroskopie/Koloskopie, Magensäuremessung, Stuhl/Urin
- Neurologische FD: Elektroenzephalogramm (EEG), Elektromyographie (EMG)
- Endokrine FD: Hormonprovokationstest, Glukosetoleranztest
- Urologische FD: Blasendruckmessung, Blasenkapazität, Flowmessung
- Rheumatologische FD: Mobilitäts-/Beweglichkeitstest
- HNO-, Augen-FD: Hörtest, Sehschärfe, Augeninnendruck

Die „Geriatrische Funktionsdiagnostik", die im Weiteren noch ausführlicher adressiert wird, beinhaltet nachvollziehbarerweise mehrere der oben aufgeführten Bereiche.

Definition Die geriatrische Funktionsdiagnostik erfasst die physischen, mentalen und sozialen Funktionen älterer Menschen. Besondere Berücksichtigung im Rahmen geriatrischer Funktionstests finden Tests zur Erfassung der Mobilität sowie von Aktivitäten/instrumentelle Aktivitäten des täglichen Lebens (activities of daily life (ADL), instrumental activities of daily life (IADL)).

2.1.4 Bildgebende Verfahren

Bildgebenden Verfahren sind medizinische Diagnosetechniken, die nicht oder minimal invasive Verfahren nutzen um Bilder des Körperinneren zu erstellen. Die folgenden Untersuchungen bzw. Untersuchungstechniken werden unter Bildgebung subsummiert:

- Röntgendiagnostik
- Computertomographie
- Magnetresonanztomographie (MRT)
- Ultraschall
- Nuklear-medizinische Verfahren

Meist werden bildgebende Verfahren im Rahmen einer qualitativen Befundung genutzt, um visuelle Informationen über innere Strukturen und Gewebe zu erhalten und zu beurteilen. Daneben existieren eine ganze Anzahl von Methoden, die z. T. dieselben Merkmale in unterschiedlichen Ausprägungen (z. B. Deauville-five-point scale bei Hodgkin-Lymphomen) bzw. z.T mehrere unterschiedliche visuelle Informationen (z. B. Kellgren-Lawrence-Grad bei Kniearthrose) zusammenfassen und ordinalskaliert (häufig nach Schweregrad) kategorisieren. Eine Quantifizierung von Anzahl, Querschnitt, Volumen, Dichte oder anderer Daten von Strukturen oder Stoffwechselprozessen wird in vielen Bereichen mithilfe geeigneter Software realisiert. Dies trifft unter anderem auch auf die radiologische Knochendichte (BMD)-Messung bspw. mittels DXA (Dual-Röntgen Absorptiometrie) oder CT (in diesem Fall quantitative Computertomographie (QCT)) zu.

2.1.5 Tests zur Beurteilung psychischer und kognitiver Erkrankungen

Die Diagnose psychischer Erkrankungen erfolgt meist durch eine Kombination aus klinischen Interviews, Verhaltensbeobachtungen und standardisierten Tests bzw. Fragebögen. Je nach Einsatzgebiet sind Tests zur Beurteilung kognitiver sowie exekutiver Funktionen, Gedächtnis, Aufmerksamkeit, Sprache und visuell-räumliche Fähigkeiten Bestandteil zur Erfassung der Art und Schwere der Erkrankung. Bei Fragebögen oder Interviews werden meist Antwortformate genutzt, die mittels ordinaler Ratingskalen erfasst bzw. kategorisiert werden. Überwiegend werden dabei empirische Ratingformate verwendet, die in intervallskalierte Daten resultieren. Dies wird dadurch erreicht, dass nur die Extremwerte der Skala benannt (z. B. „3“ = stimme voll zu, „-3“ = stimme überhaupt nicht zu) und die dazwischenliegenden Kategorien („2“, „1“, „0“, „ – 1“, „-2“) als Werte mit gleichmäßigen Abständen betrachtet werden. Erwähnenswert ist dabei die kritische Tendenz zur Mitte, also die Auswahl der neutralen Kategorie (hier: „0“), die besonders bei wenig motivierten Teilnehmern und/oder schwierigen/schwierig formulierten Fragestellungen vorkommt und zu Verzerrungen der Testergebnisse (Bias) führen kann.

Methodische Aspekte, die bislang nicht besprochen wurden, im Rahmen psychologischer und kognitiver Assessments aber eine wichtige Rolle spielen, sind die „Skalierbarkeit“ und „Verrechnung“. Skalierbarkeit wird von einigen Autoren als „Gütekriterium“ angesehen (Kubinger 2019) und bedeutet innerhalb der psychologischen Testtheorie, dass die auf den Verrechnungsvorschriften basierenden Testwerte die empirischen Verhaltensrelationen adäquat abbilden sollen. Unter „Verrechnung“ wird dabei die Berechnung von Testwerten verstanden, die eine Beurteilung des Ergebnisses zulassen. Dies kann im einfachsten Fall über die Anzahl und Aufsummierung der richtigen Antworten (Rohwerte) und deren Kategorisierung erfolgen. Ein etwas komplexerer Ansatz ist die Umwandlung von Rohwerten in Punktwerte, die oft eine spezifische Interpretation basierend auf Normen zulassen. Eine Zusammenfassung von Punktwerten, bei denen unterschiedliche Dimensionen, Einheiten oder Skalen zu einem standardisierten Wert zusammengefasst werden, kann über eine Transformation vorgenommen werden, die eine standardisierte Interpretation zulässt (z. B. Z-Scores, T-Scores) (Fröhlich et al. 2024a).

2.2 Messen, Interpretieren und Beurteilen medizinischer Daten am Beispiel geriatrischer Funktionstests

Geriatrische Assessments können in unterschiedliche Stufen gegliedert werden (DGG 2025). In Assessmentstufe 1 (Basisassessment) werden zunächst geriatrietypische Risiken oder typische geriatrische Problembereiche erfasst. Assessmentstufe 2a dient der Bestätigung oder dem Ausschluss der Beeinträchtigung therapierelevanter Funktionsbereiche („Dimensionen") wie „Mobilität", „Kognition" oder „Selbsthilfefähigkeit" über geeignete Assessments. Stufe 2b fokussiert auf eine detaillierte Analyse des Grads der Beeinträchtigung der betroffenen Dimension, während Assessmentstufe 3 auf eine detaillierte Diagnose abzielt, um dezidierte Therapie- und Rehabilitationsmaßnahmen ableiten und monitoren zu können.

Bleibt man bei Assessments der Mobilität/Motorik im Alter, so liegen im Bereich geriatrischer Funktionstests eine vergleichsweise hohe Anzahl von mehr oder weniger spezifischen Tests vor (Übersicht in Krupp et al. 2022), die nicht ausschließlich (z. B. „fall efficacy scale (FES-I (Kempen et al. 2008)), late life function and disability instrument (LLFDI (Denkinger et al. 2009)), aber überwiegend auf "Performancetests" basieren. Für die im geriatrischen Spannungsfeld gängigen physischen Funktionstests liegen sämtlich Normwerte und/oder Verteilungen für unterschiedliche Populationen, meist kategorisiert nach Geschlecht und Alter, vor (Tomkinson et al. 2024) (siehe auch https://www.sralab.org/rehabilitation-measures). Im Allgemeinen werden zur Normwertgenerierung eine repräsentative, ausreichend große Stichprobe ausgewählt, die hinsichtlich relevanter Merkmale (z. B. Alter, Geschlecht, ethnische Herkunft, sozioökonomischer Status) die Gesamtpopulation reflektieren soll. Nach standardisierter Datenerhebung erfolgt die Datenanalyse und Berechnung statistischer Kennzahlen wie Mittelwert, Median, Standardabweichung, 95 %-Konfidenzintervall, anhand derer Verteilungsprofile zur Analyse der Normalverteilung der Daten erstellt werden können. Schließlich können, basierend auf den statistischen Berechnungen, Normwerte wie Z-Score, T-Score festgelegt werden, um die Ergebnisse in Bezug auf die Gesamtpopulation zu normieren. Diese Werte geben Aufschluss darüber, wie individuelle Testergebnisse im Vergleich zur Norm stehen. Neuere Ansätze zur Generierung normativer Daten basieren auf systematischen Literaturrecherchen mit geeigneten Eligibilitätskriterien und fassen unter Nutzung fortgeschrittener Analysemethoden (u. a. Monte Carlo Simulation) gewichts- und größenadjustierte Normwerte für Männer und Frauen unterschiedlichen Lebensalters mit z. T. sehr hoher Fallzahl (2,4 Mio.) zusammen (Tomkinson et al. 2024). Anhand zweier gängiger Tests wird im Weiteren eine kurze Einführung in die Testmethodologie geriatrischer Performancetests zur Erfassung der körperlichen Funktion gegeben.

2.2.1 Sit to stand test (Chair Rise Test)

Der „Sit to stand" (STS) oder „Chair rise Test" ist ein häufig verwendeter Funktionstest zur Erfassung der Kraft bzw. Schnellkraft der unteren Extremitäten (Manini et al. 2007) sowie der Mobilität des älteren Menschen (Csuka und McCarty 1985) bzw. anderer deutlich leistungslimitierter Kohorten (z. B. Schlaganfall-Betroffene). Der Test wird überwiegend in der Variante des „Five Times Sit to Stand" Test (5tSTS), seltener als 30 sec STS oder 60 sec STS Test durchgeführt.

Ziel des Tests ist es, ohne Hilfe der oberen Extremitäten so schnell wie möglich von einem Stuhl (Stuhlhöhe im Bereich 43-47 cm) aufzustehen und wieder hinzusetzen. In der Basis-Version des Tests (5tSTS) (Guralnik et al. 2000), also dem 5-maligen Transfer von Stehen zu Sitzen, ist das Testkriterium die Zeit zur Bewältigung dieser Bewegungsaufgabe, bei den 30 sec bzw. 60 sec Varianten die Anzahl der Wiederholungen innerhalb des Zeitabschnitts. Es wird empfohlen 2 Durchgänge mit Pausen von 3 min zwischen den Versuchen durchzuführen und den Mittelwert zu berechnen. Eine visuelle Demonstration des Tests ist im Internet zu finden.

Für den 5tSTS-Test wie auch für den 30 sec STS-Test liegen normative Daten zur Beurteilung der Testleistung für unterschiedliche Kohorten vor (Bohannon 2006). Ein Wert über 15 sec im 5tSTS gilt als auffällig, ebenso sind weniger als 9 Wdh. im 30 sec STS ein Kriterium für Muskelschwäche. Zusätzlich gilt eine Zeitdauer von mehr als 15 sec im 5tSTS als Kriterium einer Sarkopenie (Cesari et al. 2009; Cruz-Jentoft et al. 2019).

Besonderen Stellenwert innerhalb der Funktionstests haben die Inter- und Intrarater-Reliabilität. Als Mass der Übereinstimmung dient häufig der Koeffizient der Intraklassenkorrelation (ICC). Die Einschätzung und Interpretation der ICC-Werte ist abhängig von der Art der Daten und dem Forschungsdesign. Im Allgemeinen gelten jedoch Werte <0,5 als limitierte, 0,5 und <0,75 als mäßige, 0,75 und <0,9 als gute Werte, ≥0,90 als ausgezeichnete („excellent") Zuverlässigkeit (Koo und Li 2016).

Wichtig Determinanten der Inter- und Intrarater Reliabilität sind:

- Präzise Messprotokolle und Dokumentation
- Präzise definierte Bewertungskriterien

- Einheitliche und ausreichend präzise Bewertungsinstrumente
- Gründliche Schulung der Bewerter (Rater)
- Ausreichende Erfahrung der Bewerter
- Gute Kommunikation (bei mehreren Bewertern)

Besondere Aspekte der Test-Retest Reliabilität sind dabei:

- Stabilität des Merkmals bzw. Bewertungskriteriums
- Angemessener Zeitabstand zwischen Test und Re-Test
- Einheitliche Testbedingungen und Testdurchführung von Test und Re-Test
- Gleiche Motivation und Leistungsbereitschaft der Teilnehmer
- Erinnerungseinflüsse bzw. Testwiederholungseffekte

Bleibt man beim 5tSTS-Test, so liegen für diesen eine sehr hohe Inter- und Intrarater Reliabilität (0,97 – 0,99) vor (Mong et al. 2010). Allerdings weisen alle STS-Tests einen erheblichen Bodeneffekt (Abschn. 2.5) bei geriatrischen Krankenhauspatienten auf (Krupp et al. 2022).

2.2.2 Short Physical Performance Battery (SPPB)

Bei der Short Physical Performance Battery (SPPB) handelt es sich um eine Testbatterie mit den Dimensionen „Kraft/Schnellkraft", „Gehgeschwindigkeit" und „statisches Gleichgewicht" (Guralnik et al. 1995, 1994). Der SPPB gilt als Goldstandard zur Erfassung der körperlichen Funktion des älteren Menschen und ist u. a. eng mit deren Hospitalisierung und Mortalität verbunden (Rolland et al. 2006; Volpato et al. 2011). Die SPPB beinhaltet den 5tSTS, eine Messung der habituellen Ganggeschwindigkeit über 4 Meter sowie einen Gleichgewichtstest mit progressivem Anforderungsprofil (Tab. 2.2). Bei gleichmäßiger Verteilung der Punkte für die drei unterschiedlichen Dimensionen können maximal 12 Punkte erreicht werden (Tab. 2.2).

Zur Interpretation des SPPB wird das Gesamtergebnis ohne Gewichtung oder Verrechnung der Dimensionen herangezogen. Bei einem Ergebnis von 0 bis 3 Punkten liegt eine (sehr) starke Alltagseinschränkung mit deutlich erhöhtem Risiko zum Verlust der Selbstständigkeit und signifikant erhöhter Mortalität vor (Pavasini et al. 2016). Bei Patienten mit 4 bis 6 Punkten liegen moderate Einschränkungen im Alltag vor, die Mortalität in diesem Kollektiv ist, verglichen mit Punktwerten von 10-12, um das über 2-fache erhöht (Pavasini et al. 2016). Bei 7 bis 9 Punkten spricht man von einer leichten Beeinträchtigung, bei 10 und 12 Punkte liegt keine

Tab. 2.2 Testprotokoll für die Short Physical Performance Battery (SPPB)

Test	Zeit	Punkte	Besonderheiten
Balance-Test			
geschlossener Stand	Stand ≥10 s Stand <10 s	1 0	Zeit _____ sec 0 Pt: Fortfahren mit 4 m-Gehtest
Semitandem-Stand	Stand ≥10 s Stand <10 s	1 0	Zeit _____ sec 0 Pt: Fortfahren mit 4 m-Gehtest
Tandem-Stand	Stand ≥10 s Stand 3,0-9,99 s Stand <3 s	2 1 0	Zeit _____ sec 0 Pt: Fortfahren mit 4 m-Gehtest
Ganggeschwindigkeit			
4-Meter-Gehtest	<4,82 s 4,82 – 6,20 s 6,21 – 8,7 s >8,7 s Nicht bewältigt	4 3 2 1 0	
Chair rise Test			
5tSTS	≤11,19 s 11,20 – 13,69 s 13,70 – 16,69 s ≥16,7 s >60 s	4 3 2 1 0	
Gesamtpunktzahl			

(vgl. Guralnik et al. 1995, 1994)

bzw. keine nennenswerte Beeinträchtigung im Alltag vor (Gawel et al. 2012). Im Rahmen der Sarkopenie-Diagnostik gilt eine Gesamtleistung von ≤8 Punkten als Kriterium einer Sarkopenie (Cruz-Jentoft et al. 2019). Derselbe Grenzwert gilt für die Frailty-Kondition (Perracini et al. 2020). Als minimale klinisch relevante Veränderung (Abschn. 2.5.3) in diesen Indikationsbereichen gelten ca. 0,5 Punkte (Guralnik et al. 2020).

Referenzwerte für den SPPB nach Alter und Geschlecht in Norwegen (Bergland und Strand 2019) sind:

60 Jahre, Männer: 11,74 Punkte; Frauen: 11,65 Punkte
65 Jahre, Männer: 11,70 Punkte; Frauen: 11,43 Punkte
70 Jahre, Männer: 11,49 Punkte; Frauen: 11,02 Punkte.
75 Jahre, Männer: 11,01 Punkte: Frauen: 10,43 Punkte
80 Jahre, Männer: 10,41 Punkte; Frauen: 9,75 Punkte
85 Jahre, Männer: 9,80 Punkte; Frauen: 9,06 Punkte

Der SPPB zeigt eine sehr hohe Inter- und Intrarater-Reliabilität (ICC = 0,81 bis 0,98, bzw. 0,96 bis 0,99) (Exter et al. 2024). Bei Betrachtung der Reliabilität der

Subkategorien zeigen sich die (deutlich) niedrigsten Koeffizienten beim Gleichgewichtstest. U. a. durch die Punktebewertung wird ein Deckeneffekt (Abschn. 2.5.1) bei jüngeren bzw. leistungsfähigeren Kollektiven provoziert.

2.3 Messen, Interpretieren und Beurteilen medizinischer Daten am Beispiel der Körperzusammensetzung

Eine möglichst präzise Erfassung der Körperzusammensetzung spielt bei mehreren Erkrankungen und Konditionen, aber auch im Leistungssport eine wichtige Rolle. Determinanten des Körperfetts wie Gesamtkörperfett, abdominales, viszerales oder inter- und intramuskulärer Fettgehalt sind zentrale diagnostische Kriterien von Übergewicht, Adipositas, Sarkopenie, Kachexie und Anorexie. Parallel dazu sind die Dimensionen „fettfreie Masse" bzw. „Magermasse", die „weiche Magermasse", Muskelmasse und appendikuläre fettfreie Masse Determinanten und/oder Prädiktoren der Sarkopenie, Kachexie, Anorexie, Muskeldystrophie und Frailty. Schließlich ist die Knochenmasse oder -dichte als Surrogat der Knochenfestigkeit zentraler diagnostischer Parameter der Osteopenie bzw. Osteoporose und anderen Knochenerkrankungen. Im Folgenden sollen einige wichtige Größen der Körperzusammensetzung kurz vorgestellt und hinsichtlich ihrer Messbarkeit, Interpretation und Beurteilung adressiert werden.

Während der Body-Mass-Index (Körpergewicht (kg) / Körpergröße^2 (m)) als wichtiges epidemiologisches Kriterium der Adipositas gilt, ist seine Aussagekraft für die Körperzusammensetzung naturgemäß limitiert. Ähnliches gilt für den moderneren Body-Shape-Index (BSI oder ABSI) (Christakoudi et al. 2020; Krakauer und Krakauer 2012), der zusätzlich den Taillenumfang (als Kriterium der abdominalen Adipositas) in Berücksichtigung zieht und in Gl. 2.1 wiedergegeben ist (U = Taillenumfang (in m), L = Körpergröße (in m) und m = Körpergewicht (in kg)).

$$BSI = \frac{\mathrm{U}}{BMI\frac{2}{3} \times L\frac{1}{2}} = U\left(\frac{L^5}{m^4}\right)^{1/6}$$

Verbleibt man kurz bei beiden Indizes und skizziert zunächst die Kategorisierung des BMI, so gelten BMI-Werte (in kg/m^2) von <18,5 als „Untergewicht", 18,5-24,9 als „Normalgewicht", 25-29,9 als Übergewicht. Die Adipositas (BMI $\geq$30) wird in Grad 1 (30-34,9), Grad 2 (35-39,9) und Grad 3 ($\geq$ 40) unterteilt.

Tab. 2.3 Interpretation und gesundheitliche Konsequenz des BSI-Z-Scores

BSI Z-Score	Interpretation	Gesundheitsrisiko
< −1,0	Deutlich unter dem Durchschnitt	Niedrigeres Risiko
-1,0 bis −0,5	Unter dem Durchschnitt	Leicht reduziertes Risiko
-0,5 bis +0,5	Durchschnittlich	Normales Risiko
+0,5 bis +1,0	Über dem Durchschnitt	Leicht erhöhtes Risiko
> +1,0	Deutlich über dem Durchschnitt	Deutlich erhöhtes Risiko

Der ABSI Z-Score berechnet über eine Z-Transformation, wie stark der individuelle BSI-Wert von dem auf populationsspezifischen Normwerten basierenden alters- und geschlechtsspezifischen Durchschnitt abweicht. Neben dieser Kategorisierung liefert der BSI zusätzlich eine Einordnung des gesundheitlichen Status bzw. Risikos für Mortalität und kardiometabolische Erkrankungen (Christakoudi et al. 2020; Nunnari et al. 2024) (Tab. 2.3).

2.3.1 Analysemodelle und Methoden zur Erfassung der Körperzusammensetzung

2.3.1.1 Analysemodelle zur Messung der Körperzusammensetzung

Zumeist finden in Studien Zwei-Kompartiment-Modelle ihren Einsatz. Sie unterteilen den Körper in eine Fett- und eine fettfreie Masse, die sich wiederum aus Wasser, Proteinen, Kohlenhydraten und Mineralien zusammensetzt. Die Bewertung von Fettmasse und fettfreier Masse basiert in den meisten Fällen auf Annahmen physikalisch/chemischer Eigenschaften von Bestandteilen, die nicht direkt gemessen werden. Da keine Methode zur Messung der Körperzusammensetzung als „Goldstandard" angesehen werden kann, sollte, um die Genauigkeit der Messergebnisse zu verbessern, im Zweifelsfall eine Kombination von verschiedenen Verfahren durchgeführt werden (Fosbol und Zerahn 2015). Multikompartiment-Modelle sollen über eine Kombination von Methoden den Einfluss von Grundannahmen über die Bestandteile der fettfreien Masse minimieren. Hierbei reduziert die exakte Messung des Gesamtkörperwassers den möglichen Fehler im klassischen Zwei-Kompartiment-Modell, bei dem eine konstante Hydration der fettfreien Masse angenommen wird. Alle der unten genannten Verfahren werden über eine Verhältnisskala dimensioniert.

2.3.1.2 Kalipometrie

Die Messung der Hautfaltendicke (Kalipometrie) mittels Körperfettzange (Kaliper) ist die wohl einfachste, allerdings auch fehleranfälligste und (innerhalb der vorgestellten Methoden) am wenigsten präzise Möglichkeit zur Erfassung der Körperzusammensetzung (Bosy-Westphal et al. 2006). Die Verwendung der Hautfaltendicke zur Schätzung des prozentualen Körperfettanteils beruht auf der Annahme, dass ein festes Verhältnis zwischen dem Unterhautfettgewebe an vordefinierten anatomischen Stellen und dem Gesamtkörperfett vorliegt (Durnin und Womersley 1974). Für die Kalipometrie werden Inter- und Intrarater- Reliabilitätskoeffizienten im Bereich von ICC 0,79 bis 0,91 (% Körperfett) berichtet. Gründe für die erhebliche inter- und intraindividuelle Variabilität sind primär unterschiedliches Greifen der Hautfalte sowie die Verwendung unterschiedlicher Kalipermodellen und/oder Prädiktionsformeln.

2.3.1.3 Hydrostatische Wiegung

Diese Messung der Körperdichte basiert auf dem Zwei-Kompartiment-Modell. Das Körpergewicht der Testperson im Wasser wird während des vollständigen Eintauchens nach maximaler Ausatmung gemessen. Die Körperdichte wird aus dem gemessenen Körpervolumen und Gewicht berechnet und kann zur Schätzung der Fettmasse (% Körperfett) verwendet werden (Fosbol und Zerahn 2015). Limitationen der hydrostatischen Wiegung bestehen in der benötigten Ausrüstung sowie dem methodischen Vorgehen bei der Messung.

2.3.1.4 Plethysmographie/Luftverdrängung

Die Luftverdrängungsplethysmographie (ADP) basiert ebenfalls auf dem Zwei-Kompartiment-Modell und wurde als Alternative zur hydrostatischen Wiegung entwickelt. Das Messgerät besteht aus einer Messkammer, in der die leicht bekleidete Testperson sitzt, und einer Referenzkammer, die durch eine flexible, luftdichte Membran verbunden ist, welche in Schwingung versetzt wird, um kleine, sinusförmige Volumen- und Druckänderungen in beiden Kammern zu erzeugen (Fosbol und Zerahn 2015). Für hydrostatische Wiegung und Plethysmographie wird eine vergleichbare Präzision (2-3 % für Fettmasse) berichtet (Bosy-Westphal et al. 2006).

2.3.1.5 Duale-Röntgen-Absorptiometrie (DXA)

Das DXA Verfahren gilt als Referenzstandard für die Messung der Muskelmasse (Buckinx et al. 2018) und als Goldstandard zur Erfassung der Knochenmasse/-dichte an den Regionen LWS und proximalem Femur (Plank 2005). Bei der DXA-Methode werden zwei energetisch unterschiedliche Röntgenstrahlen verwendet.

Die verschiedenen Körpergewebe zeigen je nach Energiestufe der Röntgenstrahlen eine unterschiedliche Abschwächung bzw. -dichte. Fettmasse, fettfreie Masse und Knochenmasse (BMC) werden auf der Basis eines 3-Kompartimenten-Modells berechnet. Das DXA-Verfahren verwendet eine sehr geringe Dosis der Röntgenbestrahlung (<5 mSv Messung ≈ natürliche Umgebungsstrahlung). Die Ergebnisse werden für Körperfett und fettfreie Masse in g (bzw. Körperfett %), für die BMD (BMC/Areal in g/cm²) sowie als T- bzw. Z-Wert ausgegeben (Abschn. 2.4). Die DXA-Messung stellt die gegenwärtig wohl reliabelste Möglichkeit zur Messung von Körperfettgehalt und fettfreier Masse dar (Kurzzeit-CV fettfreie Körpermasse ca. 2 %; Fettmasse ca. 1 %; BMD ca. 0,5 % bis 0,8 %) Abb. 2.2.

2.3.1.6 Quantitative Computertomographie

Neben der DXA-Messung ist auch die Computertomographie (CT) als „quantitative" (Q)CT in der Lage, die BMD an LWS und proximalem Femur zu erfassen. Im Gegensatz zur DXA-Messung als planares Verfahren ohne „echte" Dichtemessung (g/cm²), kann die 3-dimensionale QCT-Messung zwischen Knochengeweben unterscheiden und durch die wesentlich höhere Auflösung eine detaillierte Aufnahme

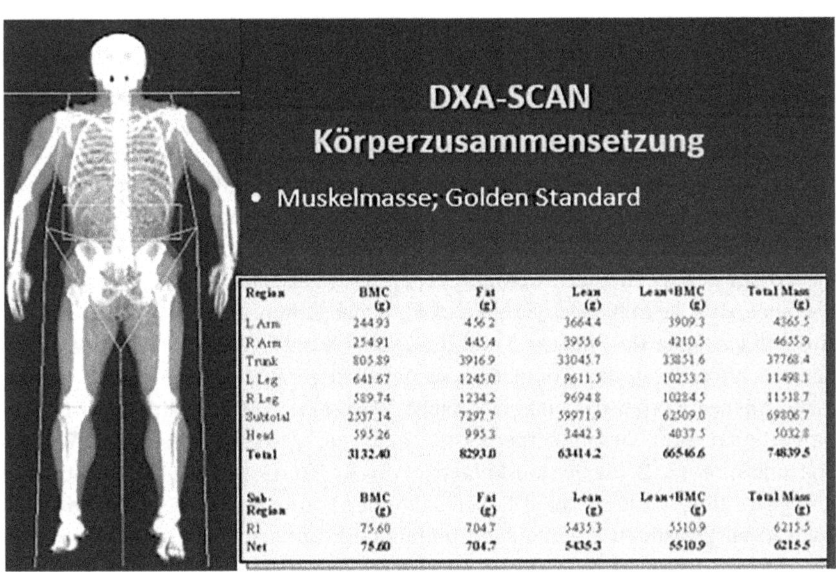

Region	BMC (g)	Fat (g)	Lean (g)	Lean+BMC (g)	Total Mass (g)
L Arm	244.93	456.2	3664.4	3909.3	4365.5
R Arm	254.91	445.4	3955.6	4210.5	4655.9
Trunk	805.89	3916.9	33045.7	33851.6	37768.4
L Leg	641.67	1245.0	9611.5	10253.2	11498.1
R Leg	589.74	1234.2	9694.8	10284.5	11518.7
Subtotal	2537.14	7297.7	59971.9	62509.0	69806.7
Head	595.26	995.3	3442.3	4037.5	5032.8
Total	**3132.40**	**8293.0**	**63414.2**	**66546.6**	**74839.5**

Sub-Region	BMC (g)	Fat (g)	Lean (g)	Lean+BMC (g)	Total Mass (g)
R1	75.60	704.7	5435.3	5510.9	6215.5
Net	**75.60**	**704.7**	**5435.3**	**5510.9**	**6215.5**

Abb. 2.2 DXA-Ganzkörperscan. BMC: Knochenmasse. R1: Segmentierte abdominale Region. Hologic QDR 4500

der Knochenstruktur liefern. Da die Erfassung und Bewertung von trabekulärer und kortikaler BMD keine wesentlich bessere Frakturprädiktion erlaubt und die QCT weitaus höhere Strahlungsdosen appliziert, bleibt die DXA-Messung innerhalb der konventionellen Osteoporose-Diagnostik die Methode der Wahl. Vergleichbares gilt für die Erfassung von gesamter Körperfett- und fettfreier Körpermasse, ausgenommen sind dabei diagnostische Aspekte, die einer hohen Auflösung bedürfen (z. B. muskuläre Fettinfiltration).

2.3.1.7 Magnetresonanztomographie (MRT)

Ungleich der CT-Messung nutzt die MRT (oder Kernspintomographie) nicht ionisierende Strahlung, sondern eine Kombination von Magnetfeld und Hochfrequenz-Impuls zur Anregung von Wasserstoffprotonen. Die Bilddaten reflektieren somit die Protonendichte im Gewebe. Aufgrund der unterschiedlichen magnetischen Eigenschaften von wasser- und fettgebundenen Protonen ermöglicht MRT u. a. das Erfassen von fettfreien und fetthaltigen Gewebekompartimenten. Die mittels MRT erfassten transversalen Schichten werden durch Multiplikation mit der Schichtdicke zu Volumina von Geweben wie Muskel, viszeralem und subkutanem Fettgewebe umgewandelt. Grundsätzlich sind auch Ganzkörpermessungen zur Erfassung der gesamten Fett- und fettfreien Masse möglich. Moderne Geräte mit validierten und etablierten Messsequenzen und einer automatisierten Auswertung und Visualisierung vermögen Messung und Analyse eines Ganzkörperscans innerhalb von Minuten mit hoher Präzision durchzuführen.

2.3.1.8 Bioelektrische Impedanzanalyse (BIA)

Aufgrund der sicheren und einfachen Handhabung kommt der BIA als meist mobile, nicht-invasive und schnelle Messung der Körperzusammensetzung, insbesondere im präklinischen Setting, besondere Bedeutung zu (Kyle et al. 2004). Die BIA basiert auf den elektrischen Leitfähigkeiten des menschlichen Körpers und misst die bioelektrische Impedanz (Z) eines elektrischen Leiters über die beiden Wechselstromwiderstände Resistanz (R) und Reaktanz (Xc). Ein elektrischer Strom fließt hauptsächlich durch das Kompartiment mit dem geringsten Widerstand, was im menschlichen Körper das elektrolytreiche Wasser ist. Die Leitfähigkeit ist daher proportional zum Gesamtkörperwasser bzw. zu Geweben mit hoher Wasserkonzentration (z. B. Skelettmuskulatur). Aus R, Xc, Gewicht, Geschlecht, Alter und ggf. Ethnizität der Person lassen sich über Formeln, die überwiegend empirisch in ausgewählten Populationen mittels multivariater Statistik generiert wurden, Körperwasser, fettfreie Masse, Fettmasse, intra- (Körperzellmasse) und extrazelluläre Masse abschätzen. Im geriatrischen Bereich wird besonders der Phasenwinkel (Quotient aus R und Xc) interpretiert. Die hinterlegten Prädiktionsformeln der Gerätehersteller sind in der Regel nicht publiziert oder einsehbar, was zu einer fehlenden Nachvollziehbarkeit und Interpretation beiträgt. Die Kurzzeit Test-Retest Reliabilität der BIA-Messung liegt sehr hoch (ICC >0,90), zur Realisierung eines hohen Langzeit-Variations-Koeffizienten muss allerdings eine strenge Standardisierung von Größen erfolgen, die den Wasserhaushalt sowie die Verteilung von Körperwasser beeinflussen.

2.3.2 Zielgrößen der Verfahren

Die Zielgrößen der unterschiedlichen Messverfahren zur Bestimmung der Körperzusammensetzung sind in Tab. 2.4 wiedergegeben.

2.3.3 Kategorisierung des Körperfettgehalts

Im Gegensatz zu der BMI-basierten Kategorisierung liegen evidenz- und konsensbasierte Werte zur Einteilung von Unter-, Normal- und Übergewicht über den Körperfettgehalt nicht in wünschenswerter Weise vor. Eine aus unterschiedlichen Quellen zusammengefasste Übersicht (Tab. 2.5) zeigt eine mögliche Kategorisierung (Potter et al. 2024).

Tab. 2.4 Zielgrößen der unterschiedlichen Messverfahren der Körperzusammensetzung

Kalipometrie	**Hautfaltendicke**, Fettmasse, Fettverteilung, fettfreie Masse, Skelettmasse, Muskelmasse
Hydrostatische Wiegung	**Körperfettanteil,** Fettmasse, fettfreie Masse, Skelettmasse, Muskelmasse
Plethysmographie	**Körperfettanteil,** Fettmasse, fettfreie Masse, Skelettmasse, Muskelmasse
DXA	**Fettfreie Masse, Fettmasse, Knochenmasse/-dichte,** Fettverteilung, appendikuläre fettfreie Masse
CT, MRT	**Volumen, Anteil von viszeralen, subkutanen, inter- und intramuskulärem, Fettgewebe, Muskel- und Organmasse/-volumen**
BIA	**Phasenwinkel, R, Xc**, Gesamtkörperwasser, extrazelluläres Wasser, Fettmasse, fettfreie Masse, Muskelmasse append. fettfreie Masse

Fett gedruckt: primär erfasste Outcomes. Normal gedruckt: errechnete, abgeschätzte Größen

Tab. 2.5 Kategorisierung des Körperfettgehaltes

Körperfett-Kategorie	Männer	Frauen
Essenziell	2-5 %	10-13 %
Athletisch / sehr sportlich	6-13 %	14-20 %
Körperlich Fit	14-17 %	21-24 %
Durchschnittlich	18-24 %	25-33 %
Übergewichtig	25-29 %	34-41 %
Adipositas	>30 %	>42 %

Essenziell: Minimaler Fettgehalt für lebenswichtige Funktionen

2.4 Interpretation und Beurteilung medizinischer Daten im Spannungsfeld der Sarkopenie- und Osteoporose-Erkrankung

Ein besonderes Feature der Knochendichtemessung sind T- und Z-Werte. Beide Werte basieren auf kohortenspezifischen Datenbanken und setzen den individuellen Wert (a) zu einer Vergleichskohorte junger Erwachsener gleichen Geschlechts (T-Wert) oder (b) zu altersgleichen Männern oder Frauen (Z-Wert) in Beziehung. Zur Bestimmung des Osteoporosestatus wird der T-Wert herangezogen. Die Einheit des T- (und Z-) Werts ist die Standardabweichung (SD). Ein T-Wert bis −1 SD gilt als „normal", −1 bis −2,5 SD als „osteopenisch", Werte unter −2,5 SD gelten messtechnisch als Osteoporose. Abb. 2.3 zeigt den DXA-Scan einer 66-jährigen Frau mit einer kumulierten BMD am Messort LWS (LWK 1-4) von 0,673 g/cm^2, was einem T-Wert von −3,40 und einem Z-Wert von −1,37 entspricht. Ungewöhnlich hohe T- bzw. Z-Werte einzelner Wirbelkörper bei geringem Knochenareal können auf vertebrale Frakturen hinweisen. Ebenso können (sehr) hohe BMD-Werte an LWS/proximalem Femur auf eine Hypermineralisierung schließen lassen.

Ein ähnlicher Ansatz erfolgte im Rahmen der morphometrischen Sarkopenie-Diagnostik, der auf dem Messkonstrukt „Skeletaler Muskelmassen Index" (SMI) basiert (Kemmler et al. 2017). Ähnlich dem BMI berechnet sich der SMI aus der appendikulären Muskelmasse (fettfreie Masse der Extremitäten) / Körpergröße^2 (in m). Ein individueller Wert, der geringer ist als ein T-Score von −2 SD, gilt als Sarkopeniekriterium. Im Gegensatz zur Osteoporose bestimmen allerdings primär funktionelle Größen die Entscheidung, ob eine Sarkopenie vorliegt. Dies gilt insbesondere für die aktuelle Definition der Europäischen Arbeitsgruppe (EWGSOP) (Cruz-Jentoft et al. 2019), welche die folgende Vorgehensweise festlegt (Tab. 2.6):

Die EWGSOP sieht im Rahmen der morphometrischen Sarkopenie-Diagnostik die Erfassung der Muskelmasse („muscle quantity") oder „Muskelqualität" mittels

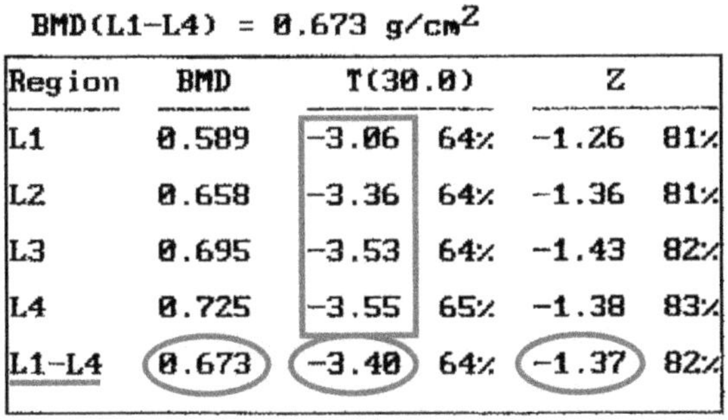

Abb. 2.3 Ausdruck eines DXA-Scans der LWS mit Rohwerten, T- und Z-Werten

BMD(L1-L4) = 0.673 g/cm²

Region	BMD	T(30.0)		Z	
L1	0.589	-3.06	64%	-1.26	81%
L2	0.658	-3.36	64%	-1.36	81%
L3	0.695	-3.53	64%	-1.43	82%
L4	0.725	-3.55	65%	-1.38	83%
L1-L4	0.673	-3.40	64%	-1.37	82%

Tab. 2.6 Aktuelle Sarkopeniediagnostik gemäß European Working Group on Sarcopenia in Older People (EWGSOP II)

Kriterium	Grenzwert Frauen	Grenzwert Männer
Screening Fragebogen (SARC-F)	≥ 4 Punkte	
	Sarkopenie möglich	
Handkraft-Test	< 16 kg	< 27 kg
5-times Sit-to-Stand-Test	> 15 sec	
	Sarkopenie wahrscheinlich	
ASSM	< 15 kg	< 20 kg
SMI (ASSM/Größe^2)	< 5,0 kg/m^2	< 7,0 kg/m^2
	Sarkopenie bestätigt	
Habituelle Gehgeschwindigkeit	≤ 0,8 m/s	
SPPB	≤ 8 Punkte	
TUG-Test	≥ 20 s	
400 m Gehtest	≥ 6 min	
Schwere Sarkopenie		

ASSM: Appendikuläre skeletale Muskelmasse; SARC-F: Strength, Assistance with walking, Rising from a chair, Climbing stairs, and Falls; SMI: Skelettaler Muskelmassen Index; SPPB: Short Physical Performance Battery; TUG: Timed „Up and Go"

DXA, BIA, CT, MRI vor. Während die cut-off-Werte der Muskelmasse klar geregelt sind, liegen für den Überbegriff der „Muskelqualität" weder inhaltliche noch messmethodische Kriterien vor. Einige Untersucher verstehen die Muskelqualität als Verhältnis von Muskelkraft zu Skelettmuskelmasse/-Querschnitt (CSA) oder -volumen, andere sehen den Phasenwinkel oder die Ultraschallgrößen (Hyperechogenität) als Determinanten der Muskelqualität an. QCT und MRI-Verfahren fokussieren im Rahmen der Erfassung der Muskelqualität meist auf die intramuskuläre Fettinfiltration an Mid-Femur und paraspinaler Muskulatur. Für die bislang vorliegenden Größen liegen allerdings keine Grenzwerte bzw. Kategorisierungen vor (Engelke et al. 2023).

2.5 Ausgewählte Probleme und Limitationen diagnostischer Verfahren im Spannungsfeld funktioneller Tests und Körperzusammensetzung

2.5.1 Boden- oder Deckeneffekte als Probleme diagnostischer Verfahren

Boden- oder Deckeneffekte entstehen, wenn die Messgröße den Empfindlichkeitsbereich des diagnostischen Verfahrens verlässt. Bspw. wird eine Briefwaage auch bei einer höheren Last immer nur einen Wert von maximal 100 g anzeigen können („Deckeneffekt"), und ein Quecksilberthermometer vermag auch bei extrem tiefen Temperaturen lediglich einen Wert von −38 °C anzuzeigen („Bodeneffekt"). Übertragen auf diagnostische Verfahren würde beim Auftreten eines Deckeneffektes ein erheblicher Anteil der Teilnehmer die bestmögliche Merkmalsausprägung erreichen bzw. überschreiten, während bei Bodeneffekten ein erheblicher Prozentsatz der Teilnehmer die schlechteste Merkmalsausprägung aufweist. Eine niedrige Differenzierungsfähigkeit für feine Merkmalsausprägung sowie Decken- oder Bodeneffekte bei diagnostischen Tests kommen insbesondere vor, wenn eine inadäquate Kategorisierung der Testleistung z. B. auf der Basis dichotomer Werte, Ratingskalen, Punktwerte oder Zeitbefristung (5tSTS) vorgenommen wird. Entscheidend zur Vermeidung von Boden- und Deckeneffekte ist daher eine angemessene Passung von Testteilnehmerstatus und entsprechenden Tests mit angemessener Skalierung.

2.5.2 Least significant change

Der „Least Significant Change" (LSC) wird als der geringste Betrag der Veränderung zwischen zwei Messungen im Zeitverlauf angesehen, der überschritten werden muss, bevor eine Veränderung als „wahr" oder „überzufällig" eingeschätzt werden kann. Hierzu werden statistische Tests genutzt, um zu beurteilen, ob eine Veränderung (mit vorgegebener Wahrscheinlichkeit) auftrat. Eine besondere Rolle spielt dabei die Präzision der Messung bzw. des Messsystems. Im Rahmen der

Verlaufsbeobachtung von Personen wird der LSC bei der Interpretation der Ergebnisse häufig nicht angemessen berücksichtigt. Veränderungen, die im „Graubereich der Zufallswahrscheinlichkeit" liegen, werden dabei als tatsächliche Veränderung missinterpretiert. D. h., das Ergebnis der Einzelmessung muss über dem Wert der methodischen Ungenauigkeit liegen, um eine belastbare Aussage machen zu können. Geht man z. B. von einem (Langzeit-)Variationskoeffizient von 0,7 % für ein DXA-Gerät (LWS-Scan) aus, so muss zur Berechnung einer „signifikanten Veränderung" dieser Wert mit dem Faktor 2,77 multipliziert werden, um den LSC zu ermitteln. Entsprechend müsste die individuelle Veränderung der LWS-Knochendichte (Test-Retest) 1,9 % überschreiten, um tatsächlich als Verbesserung oder Reduktion interpretiert werden zu können. Berücksichtigt man die im Vergleich zur DXA-Methode wesentlich geringere Präzision/Reliabilität sportmotorisch/funktioneller Tests, so müssen die individuellen Veränderungen der Testergebnisse relativ hoch liegen (>5 %), um ein signifikantes Niveau zu erreichen und somit die Veränderung mit hoher Wahrscheinlichkeit zu belegen.

2.5.3 Klinische Relevanz

Statistische Signifikanz und klinische Relevanz sind zwei unterschiedliche Konzepte, die getrennt interpretiert werden sollten. U. a. durch die Fallzahlabhängigkeit gängiger biometrischer Tests kann ein statistisch signifikanter (oder nicht signifikanter) Effekt nicht zwingend als klinisch relevant (oder irrelevant) eingeschätzt werden (Fröhlich et al. 2024b). Hintergrund der statistischen Signifikanz ist die Einschätzung der Irrtumswahrscheinlichkeit beobachteter Effekte, während sich die klinische Relevanz auf die praktische Bedeutung, Anwendbarkeit und Nutzen eines Effekts für den Patienten und die Patientenversorgung bezieht. Die Beurteilung der klinischen Relevanz erfordert somit eine Abwägung unterschiedlicher Faktoren, was die Einschätzung, welche Veränderung (oder welcher Effekt) als klinisch relevant zu erachten ist, erschwert. Im Bereich der funktionalen Testung wird die Einschätzung der klinischen Relevanz durch deren Effekt auf die übergeordnete Dimension (Mobilität, Selbstständigkeit, Hospitalisierung, Mortalität) erfasst. Klinisch relevante Veränderungen funktionaler Tests sollten somit unter Bezug auf das übergeordnete „Outcome" betrachtet werden (Guralnik et al. 2020). Bezieht man sich auf die „Mobilität", so wird z. B. für den SPPB eine „minimale klinisch relevante Veränderungen" (MCID) mit 0,3-0,8 Punkten, eine „erhebliche klinisch relevante Veränderung" mit 0,4-1,5 Punkten angegeben (Kwon et al. 2009; Perera et al. 2006). Im Allgemeinen wird dimensionsübergreifend eine Veränderung (bzw. ein

Effekt) im SPPB von 1-2 Punkten als „klinisch relevant" erachtet. Als Forderung ergibt sich zusammenfassend, dass zur angemessenen Interpretation der Ergebnisse neben der statistischen Signifikanz zwingend auch die klinische Relevanz einzubeziehen ist.

Messen und Beurteilen in datengetriebenen KI-Ansätzen

3

Künstliche Intelligenz (KI) gewinnt in der aktuellen Forschung zunehmend an Bedeutung, so auch in den Sport- und Gesundheitswissenschaften. Insbesondere Methoden des Maschinellen Lernens (ML) und des Deep Learning (DL) ermöglichen es, mithilfe datengetriebener Ansätze komplexe Muster in großen Datensätzen zu identifizieren, die über traditionelle hypothesengeleitete Analysen hinausgehen. Bei der Anwendung und Beurteilung solcher Verfahren sind spezifische Kriterien zu berücksichtigen, die sich von denen klassischer, hypothesengeleiteter Forschungsmethoden unterscheiden, aber auch Überschneidungen aufweisen. Dieses Kapitel beleuchtet grundlegende Konzepte von KI und datengetriebenen Verfahren und stellt deren Anwendung anhand von Beispielen aus den Sport- und Gesundheitswissenschaften vor. Ferner werden Bewertungskriterien für die Qualität dieser Ansätze beleuchtet und ein Vergleich zwischen den Zugängen gezogen, um die Unterschiede und Gemeinsamkeiten herauszustellen.

3.1 Einordnung datengetriebener Designs

Die Sozial- und Gesundheitswissenschaften arbeiten traditionell deduktiv: Der Forschungsprozess verläuft dabei meist sequenziell – aus theoretischen Modellen werden Hypothesen abgeleitet, die anschließend mit gezielt erhobenen Daten überprüft werden (Fröhlich et al. 2022). Die Datenerhebung ist eng auf die Forschungsfrage zugeschnitten, etwa durch standardisierte Umfragen oder kontrollierte Experimente. Variablen werden theoriegeleitet ausgewählt, Messinstrumente standardisiert, und die Datenerhebung bewusst begrenzt, um Alpha-Fehler, Datenschutzprobleme und unnötige Belastungen der Probanden zu minimieren. Ziel ist

M. Fröhlich et al., *Messen und Beurteilen in interdisziplinärer Betrachtung*, essentials, https://doi.org/10.1007/978-3-662-72904-5_3

eine hohe interne Validität und die verlässliche Prüfung kausaler Zusammenhänge (Kap. 1). Datengetriebene Ansätze hingegen sind iterativ und explorativ. Hypothesen entstehen nicht zwingend vorab, sondern entwickeln sich aus der laufenden Analyse der Daten. Der Prozess ist dabei zyklisch: explorative Analysen, Modellierungen und Evaluationen wechseln sich ab, wodurch auch unerwartete Muster sichtbar werden können, die in sequenziellen, deduktiven Designs übersehen würden. Forschende müssen Annahmen kontinuierlich prüfen und Modelle schrittweise verfeinern.

- Explorativ bedeutet im datengetriebenen Forschungskontext, dass Analysen ohne vorher festgelegte Hypothesen durchgeführt werden, um Muster, Zusammenhänge oder neue Fragestellungen in den Daten zu entdecken.

Ein methodischer Ansatz, der insbesondere im Kontext explorativer Analysen an Bedeutung gewinnt, besonders bei großen, hochdimensionalen und komplexen Datenbeständen, ist das ML.

- Maschinelles Lernen (ML) ist ein Teilgebiet der Künstlichen Intelligenz (KI), bei dem Computer aus Daten Muster erkennen und Vorhersagen treffen, ohne explizit programmiert zu werden. Tiefes Lernen (Deep Learning) ist eine spezielle Form des ML, die künstliche neuronale Netze mit vielen Schichten nutzt, um komplexe Muster in großen Datenmengen zu lernen.

Während klassische Inferenzstatistik auf die Erklärung von Zusammenhängen abzielt („Warum passiert es?“), steht im ML oft die Vorhersagefähigkeit im Vordergrund („Was wird passieren?“). Im ML werden häufig sekundäre Datenquellen genutzt, die ursprünglich für andere Zwecke erhoben wurden. Auch öffentlich zugängliche Datensätze, die nicht per se mit einer Forschungsabsicht entstanden sind, werden häufig genutzt. Hier gilt, dass oft viele Variablen eingeschlossen werden, auch wenn deren Relevanz unklar ist, da Algorithmen Strukturen selbständig erkennen sollen. Das eröffnet die Möglichkeit, neue Hypothesen aus den Daten zu generieren, bringt jedoch Herausforderungen in Bezug auf Interpretierbarkeit und Feature-Selektion (die Auswahl relevanter Merkmale bzw. Variablen) mit sich. Das bewusste Einbeziehen möglichst vieler Merkmale anstelle ausschließlich theoretisch begründeter Variablen kann dabei Erkenntnisse ermöglichen, die durch rein theoriegeleitete Ansätze womöglich unentdeckt blieben.

Die Unterschiede zwischen deduktiven und datengetriebenen Forschungslogiken machen deutlich, dass datengetriebene Projekte einer eigenen methodischen

Rahmung bedürfen. Damit aus großen und oft unstrukturierten Datenmengen belastbares Wissen entstehen kann, braucht es strukturierte Prozesse, die Exploration und Systematik verbinden. Ein solcher Rahmen ist das Konzept des Knowledge Discovery in Databases (KDD), das den Weg von der Datenaufbereitung über die Modellierung bis hin zur Wissensgenerierung beschreibt.

▶ Knowledge Discovery in Databases (KDD) ist ein strukturierter Prozess zur Gewinnung von Wissen aus großen und oft unstrukturierten Datenmengen.

Knowledge Discovery in Databases umfasst mehrere zentrale Schritte:

1. *Datenaufbereitung und -bereinigung*: Rohdaten werden bereinigt, fehlende Werte behandelt, Inkonsistenzen korrigiert und die Daten in ein für die Analyse geeignetes Format gebracht.
2. *Feature-Selektion und -Transformation*: Relevante Variablen werden ausgewählt und ggf. transformiert. Dies kann datengetrieben erfolgen, z. B. durch Algorithmen, die die Varianz zwischen Gruppen maximieren und Redundanz minimieren, oder durch domänenspezifisches Expertenwissen. Die Transformation kann Normalisierung, Kodierung oder Dimensionsreduktion umfassen.
3. *Modellanwendung*: Analytische Verfahren und ML werden auf die vorbereiteten Daten angewendet. Ziel ist es, Muster, Zusammenhänge oder Vorhersagemodelle zu identifizieren.
4. *Evaluation*: Die Modellleistung wird anhand geeigneter Metriken geprüft. Dabei kann Vorhersagegenauigkeit sowie Interpretierbarkeit bewertet werden, abhängig von Forschungsziel und Datenstruktur.
5. *Iteration und Hypothesengenerierung*: Ergebnisse fließen zurück in die Feature-Selektion oder führen zur Formulierung neuer Hypothesen. Dieser iterative Prozess ist charakteristisch für explorative, datengetriebene Ansätze.
6. *Interpretation und Wissensgenerierung*: Die gewonnenen Muster werden interpretiert, auf Plausibilität geprüft und in den theoretischen Kontext eingeordnet. Hierbei ist zu beachten, dass hohe Vorhersagegenauigkeit nicht automatisch kausale Schlüsse erlaubt.

3.2 Überblick über Maschinelle Lernmethoden

Welche Methoden im Rahmen der KDD-Prozessschritte gewählt werden, hängt von der Art des Problems und den verfügbaren Daten ab. Im Folgenden wird daher ein kurzer Überblick über Methoden des ML gegeben. Für vertiefende Informationen sei auf spezialisierte Lehrbücher zur KI und zum ML verwiesen (Dindorf et al. 2023, 2024, 2025).

Eine gängige und hilfreiche Strukturierung der ML-Methoden erfolgt an der Art des Lernprozesses, insbesondere ob und wie menschliche Supervision in den Trainingsdaten gegeben ist. Dabei ist zu beachten, dass viele moderne Anwendungen auch hybride Ansätze nutzen, die Elemente aus mehreren dieser Paradigmen kombinieren.

3.2.1 Überwachtes Lernen (engl. Supervised Learning)

> Beim überwachten Lernen wird mit gelabelten Daten gearbeitet: Jeder Eingabe ist ein Ausgabewert zugeordnet. Das Modell lernt anhand dieser Eingabe–Ausgabe-Paare, um Vorhersagen für neue, unbekannte Daten zu treffen. Klassische Anwendungsbereiche beim überwachten Lernen sind Klassifikation und Regression.

Bei der Klassifikation werden Daten bestimmten Kategorien zugeordnet – etwa ob eine Körperhaltung „korrekt" oder „inkorrekt" ist. Ein Beispiel liefern Dindorf et al. (2023): Hier wurde mithilfe eines Regressionsmodells basierend auf spezifischen Haltungsparametern das Vorhandensein oder Nichtvorhandensein von Hyperkyphose bzw. Hyperlordose vorhergesagt. Ein weiteres Beispiel aus der klinischen Anwendung liefern Papadopoulou et al. (2024), die anhand von Blutmarkern sowie anthropometrischen, soziodemografischen und funktionellen Daten Vorhofflimmern mit einer Genauigkeit von 73 % vorhersagen konnten. Im Sport finden solche Methoden des überwachten Lernens auch Eingang. Beispielsweise konnten Marotta et al. (2021) mit einer Genauigkeit von über 90% die Ermüdung von Läufern bei einem Ermüdungsprotokoll anhand derer Bewegungsdaten (Gelenkwinkel) vorhersagen. Im Unterschied dazu sagt die Regression kontinuierliche numerische Werte voraus. So kann etwa die maximale kletterspezifische Haltezeit anhand von Merkmalen wie Geschlecht, Körpergewicht, Fingerlänge, Griffkraft und der maximalen Anzahl an Klimmzügen prognostiziert werden (Dindorf et al. 2022).

Das Modell erkennt dabei Zusammenhänge zwischen diesen Merkmalen und den gemessenen Haltezeiten und leitet daraus eine numerische Schätzung ab. Die Beispiele zeigen, wie ML-Modelle dazu beitragen, neue Zusammenhänge zwischen Messgrößen und physiologischen Zuständen zu erkennen.

3.2.2 Unüberwachtes Lernen (engl. Unsupervised Learning)

> Im unüberwachten Lernen stehen keine gelabelten Ausgabedaten zur Verfügung. Ziel ist es, eigenständig Muster, Strukturen oder Zusammenhänge in den Daten zu erkennen, ohne auf vorgegebene „richtige" Antworten zurückzugreifen. Die beiden häufigsten Aufgaben im unüberwachten Lernen sind Clustering und Dimensionsreduktion.

Clustering fasst Datenpunkte zu Gruppen (Clustern) zusammen, sodass die Ähnlichkeit innerhalb eines Clusters möglichst groß und zwischen den Clustern möglichst gering ist. Die resultierenden Subgruppen werden nicht einfach als gegeben hingenommen, sondern häufig durch inferenzstatistische Verfahren anhand ihrer Merkmale charakterisiert. Dadurch kann Clustering nicht nur bestehendes Wissen bestätigen, sondern auch neue, unerwartete Zusammenhänge aufdecken und als Ausgangspunkt für weiterführende hypothesengeleitete Forschung dienen. Dimensionsreduktion hingegen zielt darauf ab, die Anzahl der Variablen eines Datensatzes zu verringern, während die wesentlichen Informationen möglichst erhalten bleiben. Dies erleichtert Visualisierung, verkürzt Rechenzeiten und reduziert Probleme durch hohe Daten-Dimensionen („Fluch der Dimensionalität").

In Abschn. 2.1.2 wurde schon beschrieben, dass Laboruntersuchungen dazu genutzt werden, einzuteilen, ob eine Erkrankung vorliegt oder nicht und mit welcher Wahrscheinlichkeit dies zutrifft. Dies erfolgt aufgrund hierarchischen Einteilungen, welche auf empirischen Daten ermittelt wurden. Im Gegensatz dazu nutzt die Studie von Banerjee et al. (2023) verschiedene Blutmarker, demografische Daten und Arten der Medikation zur Findung von Subgruppen mit Herzversagen. Durch Clustering konnten Phänotypen identifiziert werden, die jeweils ein verschiedenes Risiko für ein erneutes Herzversagen aufwiesen. Die Zuordnung zu einer dieser Gruppen ermöglicht den gezielten Einsatz spezialisierter Therapien. Ein weiteres praxisnahes Beispiel liefern Jamieson et al. (2023) die Gehaktivitätsdaten gesunder Personen und Personen mit Unterschenkelamputation analysierten: Nach Dimensionsreduktion auf wenige Hauptkomponenten identifizierte Clustering unterschiedliche Aktivitätsprofile, wodurch wichtige Erkenntnisse für Rehabilitation und Mobilitätshilfen gewonnen wurden und verdeutlicht wird, wie unüberwachtes Lernen zur Entdeckung relevanter Muster in komplexen, multivariaten Datensätzen genutzt werden kann.

3.2.3 Bestärkendes Lernen (engl. Reinforcement Learning)

> Bestärkendes Lernen ist ein Bereich des ML, bei dem ein Agent lernt, Entscheidungen in einer Umgebung zu treffen, um eine Belohnung zu maximieren. Der Agent erhält Feedback in Form von Belohnungen oder Strafen für seine Aktionen, anstatt explizit gelabelte Daten zu erhalten.

Ein intuitives Beispiel für bestärkendes Lernen ist ein Schachcomputer, der lernt, wie man Schach spielt, indem er unzählige Partien gegen sich selbst oder andere Spieler spielt. Er bekommt eine „Belohnung" für gewonnene Partien und „Strafen" für verlorene Partien oder schlechte Züge. Das System lernt durch Versuch und Irrtum eine optimale Strategie.

In der klinischen Praxis gewinnt bestärkendes Lernen an Bedeutung, etwa bei der personalisierten Therapieplanung. Ein Beispiel hierfür ist die Studie von Nemati et al. (2016), in der bestärkendes Lernen verwendet wird, um die Dosierung von Medikamenten bei Patienten auf Intensivstationen dynamisch anzupassen. Der Agent lernte durch Feedback aus Patientenverläufen, optimale Therapieentscheidungen zu treffen, um die Behandlungsergebnisse zu verbessern. Diese Anwendung zeigt, wie bestärkendes Lernen helfen kann, komplexe, zeitabhängige Behandlungsstrategien unter Unsicherheit zu optimieren.

3.3 Beurteilung von Daten und Modellen im Maschinellen Lernen

Die Beurteilung der gemessenen Daten und des Forschungsprozesses ist ein Eckpfeiler wissenschaftlicher Arbeit. Im Kontext von ML im Zusammenhang KDD ergeben sich jedoch spezifische Besonderheiten, die eine angepasste Betrachtung erfordern. Dieses Kapitel widmet sich daher der systematischen Beurteilung von KDD-Prozessen im Vergleich zum klassischen deduktiven Vorgehen. Die Beurteilung wird hierbei in zwei eng miteinander verknüpfte Bereiche unterteilt:

1. Die Beurteilung der Daten selbst im Rahmen des explorativen ML-Zugangs im Vergleich zum deduktiven Vorgehen (Abschn. 3.3.1).
2. Die Beurteilung der Analysepipeline im Rahmen des ML-Vorgehens im Vergleich zum klassischen Beurteilen des Forschungsprozesses oder -designs (Abschn. 3.3.2).

Beide Bereiche sind dabei untrennbar, da Verzerrungen in den Daten (Bias) direkt die Modellvorhersagen beeinflussen.

Grundlegend ist dabei auch das Verständnis von Unsicherheiten für die Bewertung der Grenzen eines ML-Modells.

> Unsicherheiten im Kontext des ML beschreiben die Grenzen der Verlässlichkeit von Modellvorhersagen und ergeben sich entweder aus unvermeidbarer Variabilität in den Daten (aleatorisch) oder aus mangelndem Wissen bzw. unzureichenden Daten und Modellen (epistemisch).

Es lassen sich zwei Hauptquellen unterscheiden:

- *Aleatorische Unsicherheit (irreduzible Unsicherheit)*: Diese ist inhärent in den Daten selbst und kann nicht durch mehr Daten oder ein besseres Modell reduziert werden. Sie entsteht durch natürliche Variabilität des beobachteten Prozesses oder durch Messrauschen. Wenn ein Sensor beispielsweise eine geringe, unsystematische Messungenauigkeit hat, ist diese Unsicherheit aleatorisch. Ein Modell kann diese Unsicherheit nicht überwinden; sie setzt grundlegende Grenzen für die erreichbare Vorhersagegenauigkeit.
- *Epistemische Unsicherheit (modell- und datenbezogene Unsicherheit)*: Diese Unsicherheit entsteht durch mangelndes Wissen, d. h. unzureichende Daten oder eine ungeeignete Modellstruktur. Im Gegensatz zur aleatorischen Unsicherheit kann sie reduziert werden, indem man mehr Daten sammelt, das Modell verbessert oder relevante Features hinzufügt. Hohe epistemische Unsicherheit deutet darauf hin, dass das Modell in bestimmten Bereichen unsicher ist, oft weil es beim Trainieren keine vergleichbaren Beispiele gesehen hat.

3.3.1 Datenqualität und -quantität

Ein Modell ist nur so gut wie die Daten, auf denen es trainiert wurde. Daher ist eine sorgfältige Bewertung der Datengrundlage essenziell, um verlässliche und aussagekräftige Ergebnisse zu erzielen. Diese Bewertung stützt sich auf die etablierten Kriterien Objektivität, Reliabilität und Validität, die im Kontext des ML angepasst interpretiert werden müssen.

3.3.1.1 Objektivität, Reliabilität und Validität

Objektivität bedeutet im ML, dass alle Schritte – von der Datenerhebung über die Vorverarbeitung bis hin zur Feature-Auswahl – klar definiert, dokumentiert und reproduzierbar erfolgen, sodass subjektive Entscheidungen, die das Ergebnis verzerren könnten, minimiert werden.

Reliabilität (oder Zuverlässigkeit) stellt im ML eine besondere Herausforderung dar, da sich die zugrundeliegende Datenverteilung im Laufe der Zeit ändern kann – ein Phänomen, das als *Data Drift* bekannt ist. Das bedeutet, dass die Datenbasis, auf der ein Modell trainiert wurde, im Einsatz nicht mehr repräsentativ ist. Daher ist die Reliabilität im ML-Umfeld ein dynamisches Kriterium, das eine kontinuierliche Überwachung erfordert. Um die Reproduzierbarkeit der Modellergebnisse zu gewährleisten, müssen sowohl die Datenbeschaffung als auch die Vorverarbeitungsschritte wiederholbar und konsistent sein.

Die (Daten-)Validität beschäftigt sich mit der Frage, ob die gesammelten Daten auch tatsächlich das repräsentieren, was das Modell lernen soll. Ein Modell kann nur dann valide Vorhersagen treffen, wenn die Trainingsdaten eine aussagekräftige und unverzerrte Abbildung der Realität darstellen. Beispielsweise, wenn ein Modell zur Erkennung von Hautkrebs in medizinischen Bildern trainiert wird, müssen die Daten nicht nur eine ausreichende Anzahl von Hautläsionen enthalten, sondern auch unterschiedliche Hauttypen, Altersgruppen und Aufnahmebedingungen (z. B. Beleuchtung, Kameraqualität) abdecken und die Bedingungen in der medizinischen Praxis möglichst realitätsnah widerspiegeln.

Hohe aleatorische Unsicherheit begrenzt die potenzielle Validität der Daten, da ein Teil der Varianz nicht erklärbar ist. Hohe epistemische Unsicherheit deutet auf einen unzureichenden oder unrepräsentativen Datensatz hin, was die Validität ebenfalls infrage stellt.

3.3.1.2 Datenquantität

Während in der klassischen Inferenzstatistik eine zu große Stichprobe zu statistisch signifikanten, aber praktisch irrelevanten Effekten führen kann, profitieren ML-

Modelle i. d. R. von großen Datenmengen. Ein größerer Datensatz kann die epistemische Unsicherheit des Modells reduzieren, die Generalisierungsfähigkeit verbessern und das Risiko des Overfittings minimieren. Dadurch kann das Modell robustere Muster erkennen und lernen.

> Overfitting bezeichnet die Situation, in der ein Modell die Trainingsdaten zu genau lernt – einschließlich von Rauschen, Zufälligkeiten und individuellen Mustern – und dadurch auf neuen, unbekannten Daten schlecht generalisiert.

Im Rahmen des ML häufiger verwendete Sekundärdaten sind oftmals unstrukturiert, unvollständig, verrauscht oder inkonsistent, was die aleatorische Unsicherheit erhöht. Eine intensive Datenbereinigung, Vorverarbeitung und sorgfältiges Feature Engineering sind daher unerlässlich, um die Datenqualität zu gewährleisten. Der Erfolg eines Modells hängt maßgeblich von der Qualität der Features ab. Gut separierbare Klassen und geringes Rauschen reduzieren die notwendige Datenmenge für ein erfolgreiches Training.

Gerade in Bereichen wie der Sportwissenschaft oder der medizinischen Forschung stellt die begrenzte Datenverfügbarkeit eine große Herausforderung dar. Während in Feldern wie der automatisierten Bildklassifikation oft Millionen von Datensätzen vorliegen, stehen im Sport- und Gesundheitssektor häufig nur geringe Stichprobengrößen zur Verfügung. Dies unterstreicht die Notwendigkeit von Datenkooperationen (multizentrische Studien), Techniken des Datenaustauschs und speziellen ML-Methoden, die auch mit kleineren Datenmengen effektiv arbeiten können.

3.3.2 Beurteilung der Analysepipeline

Die Beurteilung der Analysepipeline im ML-Kontext erweitert die klassischen Gütekriterien um spezifische, für ML und KDD relevante Aspekte. Die klassischen Gütekriterien Objektivität, Reliabilität und Validität bilden auch hier eine wichtige Basis für die Bewertung von ML-Modellen und KDD-Prozessen.

3.3.2.1 Objektivität, Reliabilität, Validität

Die Objektivität einer ML-Pipeline beschreibt, inwiefern der Prozess und die Ergebnisse unabhängig von Entscheidungen des Entwicklers sind. Im ML ist dies eine besondere Herausforderung, da viele Schritte manuelle Entscheidungen erfordern. So können das Feature Engineering oder das Hyperparameter-Tuning implizite Präferenzen widerspiegeln, die zu unterschiedlichen Modellergebnissen führen. Um die Objektivität zu maximieren, müssen alle Schritte der Pipeline systematisch dokumentiert, nachvollziehbar und reproduzierbar sein.

Die Reliabilität einer ML-Pipeline bezieht sich auf die Reproduzierbarkeit der Ergebnisse. Ein gut konzipiertes System sollte bei identischen Trainingsdaten, Parametern und Umgebungseinstellungen stets das gleiche Ergebnis liefern. Dies wird jedoch oft durch stochastische Algorithmen erschwert, deren Zufallsinitialisierung zu leicht unterschiedlichen Modellen führen kann. Das Setzen einer Zufallsinitialisierung kann hier Abhilfe schaffen. Weiterhin erfordert die Zuverlässigkeit von Modellen in dynamischen Umgebungen ein kontinuierliches Monitoring, da Data Drift vorkommen kann und ein ehemals zuverlässiges Modell plötzlich ungenau wird.

Die Validität eines Modells misst, wie gut es seine beabsichtigte Aufgabe erfüllt und ob es tatsächlich die realen Zusammenhänge erfasst. Man kann vier Hauptarten der Validität unterscheiden, wobei die Datenvalidität die Basis bildet und in Kap. 3.3.1 bereits näher beschrieben wurde.

Die interne Validität (Performanz; engl: Performance) bezieht sich auf die methodische Korrektheit der Modellerstellung. Sie beantwortet die Frage, ob das Modell die Muster in den Trainingsdaten zuverlässig gelernt hat. Im Gegensatz zur klassischen Statistik wird sie nicht durch Kausalanalysen, sondern durch Performanzmetriken beurteilt Tab. 3.1.

> Performanzmetriken sind quantitative Kennzahlen, die die Leistungsfähigkeit eines Modells im Hinblick auf seinen spezifischen Anwendungsfall messen und bewerten.

Diese Metriken müssen im Kontext des Anwendungsfalls interpretiert werden. Beispielsweise ist bei der Erkennung seltener Krankheiten ein hoher Recall (Sensitivität) wichtiger als eine hohe Accuracy, da es entscheidend ist, alle Krankheitsfälle zu finden, selbst wenn dies zu einigen Fehlalarmen führt.

Die externe Validität (Generalisierbarkeit) ist die Fähigkeit eines Modells, auch auf unabhängigen, neuen Daten und in anderen Kontexten zuverlässige Vorhersagen zu treffen. Das größte Risiko für die externe Validität ist Overfitting.

Die Konstruktvalidität tangiert die grundlegende Frage, ob das Modell tatsächlich das beabsichtigte abstrakte Konzept erfasst. Ein bekanntes Beispiel ist ein Modell zur Wolf-Hund-Klassifikation, das unbeabsichtigt nur gelernt hat, Schnee im Hintergrund zu erkennen, anstatt die Tiere selbst (Ribeiro et al. 2016). Die Interpretierbarkeit von Modellen (siehe Abschn. 3.3.2.2) gewinnt hier an Bedeutung, da sie es ermöglicht, die gelernten Merkmale und ihre Beiträge zur Vorhersage nachzuvollziehen.

Tab. 3.1 Übersicht zu wichtigen Performanzmetriken

Aufgabentyp	Metrik	Beschreibung
Regression	MSE (Mean Squared Error)	Durchschnitt der quadrierten Abweichungen, bestraft große Fehler stärker
	RMSE (Root Mean Squared Error)	Wurzel aus MSE; gibt die durchschnittliche Abweichung der Vorhersagen von den tatsächlichen Werten in der Einheit der Zielgröße an
	MAE (Mean Absolute Error)	Durchschnitt der absoluten Abweichungen; weniger empfindlich gegenüber Ausreißern als MSE/RMSE
	R^2 (Bestimmtheitsmaß)	Anteil der erklärten Varianz → wie gut erklärt das Modell die Daten (1 = perfekt)
Klassifikation	Accuracy	Anteil korrekt klassifizierter Beispiele; bei unausgeglichenen Klassen wenig aussagekräftig
	Precision	Von den als positiv erkannten, wie viele sind wirklich positiv? („Genauigkeit der Treffer“)
	Recall (Sensitivity)	Von den tatsächlichen Positiven, wie viele hat das Modell erkannt? („Trefferquote“)
	F1-Score	Harmonisches Mittel aus Precision & Recall → Balance zwischen beiden
	Confusion Matrix	Stellt Klassifikationsfehler und korrekte Vorhersagen in Matrixform dar

[Tabellenfußzeile - bitte überschreiben]

3.3.2.2 Spezifische Gütekriterien für Maschinelle Lernmethoden

Neben den klassischen Gütekriterien treten im Kontext des ML spezifische Qualitätsmerkmale in den Vordergrund. Eine Auswahl wichtiger Kriterien sei nachfolgend in Kürze dargestellt: Viele komplexe ML-Modelle, insbesondere tiefe neuronale Netze, agieren häufig als „Black Boxes“: Sie erzielen zwar eine hohe Genauigkeit, ihre interne Entscheidungslogik bleibt jedoch schwer nachvollziehbar. Methoden der Erklärbaren Künstlichen Intelligenz (engl. Explainable Artificial Intelligence; XAI) tragen dazu bei, die Interpretierbarkeit und Erklärbarkeit dieser Modelle zu verbessern.

> Explainable Artificial Intelligence (XAI) (deut. Erklärbare Künstliche Intelligenz) bezeichnet Methoden und Techniken, die darauf abzielen, die Entscheidungen und Vorhersagen von KI-Modellen für Menschen nachvollziehbar und verständlich zu machen.

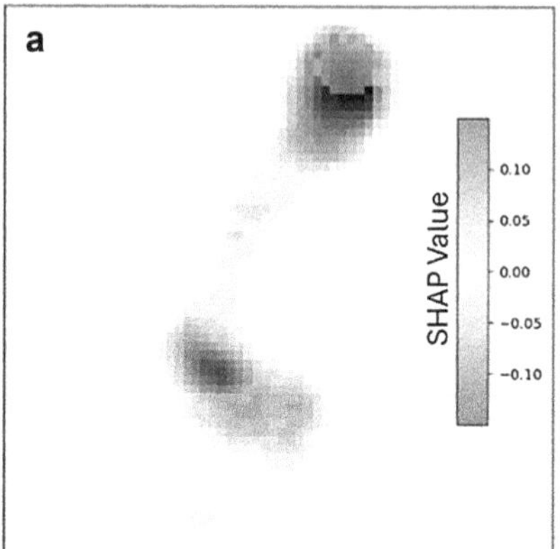

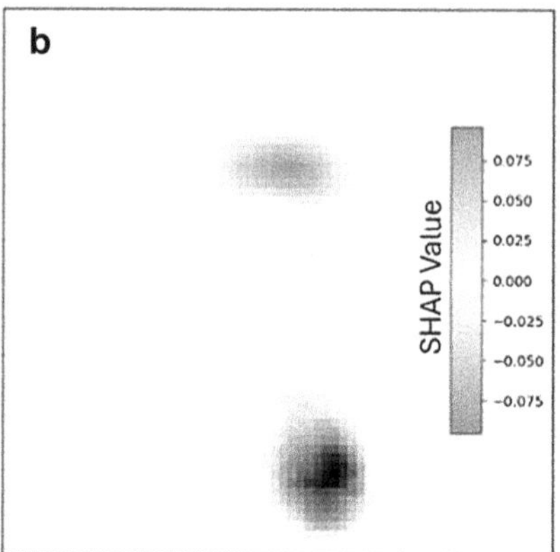

Abb. 3.1 Maschinelles Lernmodell zur Klassifikation der Messqualität von plantaren Druckmessungen (valid vs. technisch/methodisch fehlerhaft). Für die dargestellten Beispielaufnahmen wurde korrekt eine „Ausreißer"-Vorhersage getroffen, da sie nicht der erwarteten Druckverteilung entsprechen. Zur Modellinterpretation wurde SHAP (Shapley Additive Explanations) eingesetzt: a) Das Modell erkennt die inkorrekte Orientierung des Fußes (Plantarmessung invertiert), wobei hohe SHAP-Werte im Bereich von Ferse und Mittelfuß zeigen, dass diese Regionen maßgeblich zur Klassifikation beitragen. b) Das Modell identifiziert eine unvollständige Abbildung des Fußes (fehlende plantare Kontaktfläche). SHAP-Werte markieren den blau hinterlegten Bereich ohne Drucksignal als ausschlaggebend, da hier bei validen Aufnahmen plantarer Druck erwartet werden würde

Die Methoden ermöglichen es nachzuvollziehen, warum ein Modell eine bestimmte Entscheidung trifft und welche Merkmale dabei ausschlaggebend waren. Dies ist entscheidend für Vertrauen in die Modelle, sowie für Debugging, die Einhaltung regulatorischer Anforderungen sowie zur Identifikation von Quellen epistemischer Unsicherheit Abb. 3.1.

Im Gegensatz zu traditionellen Ansätzen werden ML-Modelle oft direkt in Anwendungen integriert, deren Ergebnisse unmittelbare Konsequenzen haben. Daher haben Sicherheit und Datenschutz während des gesamten Prozesses nochmals höhere Bedeutung. Modelle müssen zudem widerstandsfähig gegen Angriffe sein, die ihre Vorhersagen manipulieren (Adversarial Attacks) oder sensible Trainingsdaten extrahieren (Model Inversion Attacks). Konzepte wie Differential Privacy und Föderiertes Lernen sind hierbei von zentraler Bedeutung.

Fairness und Bias-Freiheit stellen sicher, dass ein Modell keine diskriminierenden Ergebnisse gegenüber bestimmten demografischen Gruppen (z. B. Geschlecht, Ethnie, Alter) liefert. Fairness geht über reinen Datenbias hinaus und bewertet die sozialen Auswirkungen eines Modells, und sind deshalb für den verantwortungsvollen Einsatz von ML in der Gesellschaft unerlässlich.

Die Robustheit eines Modells beschreibt, wie stabil es gegenüber Störungen wie Rauschen, Ausreißern oder gezielten Manipulationen in den Eingabedaten ist. Ein robustes Modell liefert auch unter leicht veränderten Bedingungen zuverlässige Vorhersagen, was für kritische Anwendungen von hoher Wichtigkeit ist. Robustheit ist eng mit dem Umgang des Modells mit der aleatorischen Unsicherheit verbunden.

Schließlich befasst sich das Kriterium der Skalierbarkeit mit der Effizienz eines Modells und der Datenpipeline bei wachsenden Datenmengen und zunehmender Komplexität. Es betrifft die Trainingszeit und Inferenzzeit (Vorhersagezeit) in Anwendungsumgebungen. Die Skalierbarkeit ist oft ein Kompromiss zwischen Modellkomplexität und Leistung, da ein technisch „perfektes“ Modell, das zu langsam ist, in der Praxis unbrauchbar sein kann.

Was Sie in diesem *essential* mitnehmen können

- Messen und Beurteilen ist ein sozialer Akt
- Mess- und Beurteilungsfehler sind nicht auszuschließen
- Messen und Beurteilen sollte theoretisch begründet sein

M. Fröhlich et al., *Messen und Beurteilen in interdisziplinärer Betrachtung*, essentials, https://doi.org/10.1007/978-3-662-72904-5

Literatur

Alisch, K., Winter, E., & Arentzen, U. (2013). *Gabler Wirtschafts Lexikon*: Springer.

Bailey, D. C. (2017). Not normal: the uncertainties of scientific measurements. *Royal Society Open Science, 4* (1), 160600.

Banerjee, A., Dashtban, A., Chen, S., Pasea, L., Thygesen, J. H., Fatemifar, G., et al. (2023). Identifying subtypes of heart failure from three electronic health record sources with machine learning: an external, prognostic, and genetic validation study. *The Lancet Digital Health, 5* (6), e370-e379.

Bergland, A., & Strand, B. H. (2019). Norwegian reference values for the short physical performance battery (SPPB): The tromso study. *BMC Geriatrics, 19* (1), 216.

Blondin, M. J., Fister Jr., I., & Pardalos, P. M. (2025). *Artificial intelligence, optimization, and data sciences in sports*. Cham: Springer.

Bohannon, R. W. (2006). Reference values for the five-repetition sit-to-stand test: a descriptive meta-analysis of data from elders. *Perceptual and Motor Skills, 103* (1), 215–222.

Borgstede, M., & Eggert, F. (2023). Squaring the circle: From latent variables to theory-based measurement. *Theory & Psychology, 33* (1), 118–137.

Bosy-Westphal, A., Kromeyer-Hausschild, K., Pirlich, M., Schlattmann, P., Scholz, G. H., & Müller, M. J. (2006). Körperzusammensetzung – Was kann man wie und mit welchem Wert in der Praxis messen. *Aktuelle Ernährungsmedizin, 31*, 189–195.

Buckinx, F., Landi, F., Cesari, M., Fielding, R. A., Visser, M., Engelke, K., et al. (2018). Pitfalls in the measurement of muscle mass: A need for a reference standard. *Journal of Cachexia, Sarcopenia and Muscle, 9* (2), 269–278.

Bühner, M., & Ziegler, M. (2017). *Statistik für Psychologen und Sozialwissenschaftler*. München, Boston, San Francisco u.a.: Pearson Studium.

Christakoudi, S., Tsilidis, K. K., Muller, D. C., Freisling, H., Weiderpass, E., Overvad, K., et al. (2020). A body shape index (ABSI) achieves better mortality risk stratification than alternative indices of abdominal obesity: results from a large European cohort. *Scientific Reports, 10* (1), 14541.

M. Fröhlich et al., *Messen und Beurteilen in interdisziplinärer Betrachtung*, essentials, https://doi.org/10.1007/978-3-662-72904-5

Creswell, J. W., & Clark, V. L. P. (2018). *Designing and conducting mixed methods research.* Los Angeles: SAGE Publications.

Cruz-Jentoft, A. J., Bahat, G., Bauer, J., Boirie, Y., Bruyere, O., Cederholm, T., et al. (2019). Sarcopenia: Revised european consensus on definition and diagnosis. *Age Ageing, 48* (1), 16–31.

Csuka, M., & McCarty, D. J. (1985). Simple method for measurement of lower extremity muscle strength. *American Journal of Medicine, 78* (1), 77–81.

Denkinger, M. D., Weyerhauser, K., Nikolaus, T., & Coll-Planas, L. (2009). Reliability of the abbreviated version of the Late Life Function and Disability Instrument--a meaningful and feasible tool to assess physical function and disability in the elderly. *Zeitschrift für Gerontologie und Geriatrie 42* (1), 28–38.

DGG. (2025). *S1-Leitlinie Geriatrisches Assessment der Stufe 2.*

Diaz-Bone, R. (2022). Messen. In N. Baur & J. Blasius (Hrsg.), *Handbuch Methoden der empirischen Sozialforschung* (S. 105–122). Wiesbaden: Springer Fachmedien Wiesbaden.

Diekmann, A. (2022). *Empirische Sozialforschung*. Reinbek bei Hamburg: Rowohlt Taschenbuch Verlag.

Dindorf, C., Bartaguiz, E., Dully, J., Sprenger, M., Merk, A., Becker, S., et al. (2022). Evaluation of influencing factors on the maximum climbing specific holding time: An inferential statistics and machine learning approach. *Journal of Functional Morphology and Kinesiology, 7* (4), 95.

Dindorf, C., Bartaguiz, E., Gassmann, F., & Fröhlich, M. (2023). *Künstliche Intelligenz in Sport und Sportwissenschaft*. Berlin, Heidelberg: Springer Spektrum.

Dindorf, C., Bartaguiz, E., Gassmann, F., & Fröhlich, M. (2024). *Artificial Intelligence in Sports, Movement, and Health.* Cham: Springer

Dindorf, C., Horst, F., Slijepčević, D., Dumphart, B., Dully, J., Zeppelzauer, M., et al. (2025). Machine learning in biomechanics: Key applications and limitations in walking, running and sports movements. In M. J. Blondin, I. Fister Jr & P. M. Pardalos (Hrsg.), *Artificial Intelligence, Optimization, and Data Sciences in Sports* (S. 91–148). Cham: Springer Nature Switzerland.

Dindorf, C., Ludwig, O., & Fröhlich, M. (2024). Three-dimensional, clinically rated posture data from people aged 10 to 69 years. *Data in Brief, 55*, 110718.

Dindorf, C., Ludwig, O., Simon, S., Becker, S., & Fröhlich, M. (2023). Machine learning and explainable artificial intelligence using counterfactual explanations for evaluating posture parameters. *Bioengineering, 10* (5), 511.

Döring, N. (2023). *Forschungsmethoden und Evaluation in den Sozial- und Humanwissenschaften*. Berlin, Heidelberg: Springer.

Durnin, J. V., & Womersley, J. (1974). Body fat assessed from total body density and its estimation from skinfold thickness: measurements on 481 men and women aged from 16 to 72 years. *British Journal of Nutrition, 32* (1), 77–97.

Engelke, K., Chaudry, O., Gast, L., Eldib, M. A., Wang, L., Laredo, J. D., et al. (2023). Magnetic resonance imaging techniques for the quantitative analysis of skeletal muscle: State of the art. *Journal of Orthopaedic Translation, 42*, 57–72.

Exter, S. H., Koenders, N., Wees, P., & Berg, M. G. A. (2024). A systematic review of the psychometric properties of physical performance tests for sarcopenia in community-dwelling older adults. *Age Ageing, 53* (6), afae113.

Fosbol, M. O., & Zerahn, B. (2015). Contemporary methods of body composition measurement. *Clinical Physiology and Functional Imaging, 35* (2), 81–97.

Friedrichs, J. (1990). *Methoden empirischer Sozialforschung*. Wiesbaden: VS Verlag für Sozialwissenschaften.

Fröhlich, M., Mayerl, J., & Pieter, A. (2022). Sportwissenschaft: Methodologie und Methoden. In A. Güllich & M. Krüger (Hrsg.), *Grundlagen von Sport und Sportwissenschaft: Handbuch Sport und Sportwissenschaft* (S. 77–93). Berlin, Heidelberg: Springer.

Fröhlich, M., Mayerl, J., Pieter, A., & Kemmler, W. (2020). Messen und Datenerhebung. In M. Fröhlich, J. Mayerl, A. Pieter & W. Kemmler (Hrsg.), *Einführung in die Methoden, Methodologie und Statistik im Sport* (S. 23–31). Berlin, Heidelberg: Springer.

Fröhlich, M., Pieter, A., & Kemmler, W. (2024a). *Normbezüge und alternative statistische Verfahren im Kontext Sport und Gesundheit – Einführung in Normen, Benchmarkbestimmung und Minimum-Effekte*. Berlin, Heidelberg: Springer Spektrum.

Fröhlich, M., Pieter, A., & Kemmler, W. (2024b). Statistische, Praktische und Klinische Signifikanz. In M. Fröhlich, A. Pieter & W. Kemmler (Hrsg.), *Normbezüge und alternative statistische Verfahren im Kontext Sport und Gesundheit: Einführung in Normen, Benchmarkbestimmung und Minimum-Effekte* (S. 31–44). Berlin, Heidelberg: Springer Spektrum.

Gäde, J. C., Schermelleh-Engel, K., & Werner, C. S. (2020). Klassische Methoden der Reliabilitätsschätzung. In H. Moosbrugger & A. Kelava (Hrsg.), *Testtheorie und Fragebogenkonstruktion* (S. 305–334). Berlin, Heidelberg: Springer.

Gawel, J., Vengrow, D., Collins, J., Brown, S., Buchanan, A., & Cook, C. (2012). The short physical performance battery as a predictor for long term disability or institutionalization in the community dwelling population aged 65 years old or older. *Physical Therapy Reviews, 17* (1), 37–44.

Guralnik, J. M., Bandeen-Roche, K., Bhasin, S. A. R., Eremenco, S., Landi, F., Muscedere, J., et al. (2020). Clinically meaningful change for physical performance: Perspectives of the ICFSR Task Force. *The Journal of Frailty & Aging, 9* (1), 9–13.

Guralnik, J. M., Ferrucci, L., Simonsick, E. M., Salive, M. E., & Wallace, R. B. (1995). Lower-extremity function in persons over the age of 70 years as a predictor of subsequent disability. *New England Journal of Medicine, 332* (9), 556–561.

Guralnik, J. M., Simonsick, E. M., Ferrucci, L., Glynn, R. J., Berkman, L. F., Blazer, D. G., et al. (1994). A short physical performance battery assessing lower extremity function: association with self-reported disability and prediction of mortality and nursing home admission. *Journal of Gerontology, 49* (2), M85-94.

Himme, A. (2009). Gütekriterien der Messung: Reliabilität, Validität und Generalisierbarkeit. In S. Albers, D. Klapper, U. Konradt, A. Walter & J. Wolf (Hrsg.), *Methodik der empirischen Forschung* (S. 485–500). Wiesbaden: Gabler Verlag.

Jamieson, A., Murray, L., Stankovic, V., Stankovic, L., & Buis, A. (2023). Unsupervised cluster analysis of walking activity data for healthy individuals and individuals with lower limb amputation. *Sensors, 23* (19), 8164.

Kemmler, W., Teschler, M., Weissenfels, A., Sieber, C., Freiberger, E., & von Stengel, S. (2017). Prevalence of sarcopenia and sarcopenic obesity in older German men using recognized definitions: high accordance but low overlap! *Osteoporos International, 28* (6), 1881–1891.

Kempen, G. I., Yardley, L., van Haastregt, J. C., Zijlstra, G. A., Beyer, N., Hauer, K., et al. (2008). The Short FES-I: a shortened version of the falls efficacy scale-international to assess fear of falling. *Age Ageing, 37* (1), 45–50.

Koo, T. K., & Li, M. Y. (2016). A guideline of selecting and reporting intraclass correlation coefficients for reliability research. *Journal of Chiropractic Medicine, 15* (2), 155–163.

Krakauer, N. Y., & Krakauer, J. C. (2012). A new body shape index predicts mortality hazard independently of body mass index. *PLoS One, 7* (7), e39504.

Krebs, D., & Menold, N. (2022). Gütekriterien quantitativer Sozialforschung. In N. Baur & J. Blasius (Hrsg.), *Handbuch Methoden der empirischen Sozialforschung* (S. 549–565). Wiesbaden: Springer Fachmedien Wiesbaden.

Kromrey, H., Roose, J., & Strübing, J. (2016). *Empirische Sozialforschung*. Konstanz und München: UKV Verlagsgesellschaft.

Krupp, S., Freiberger, E., Renner, C., & Hofmann, W. (2022). Assessment der Mobilität/Motorik im Alter. Basierend auf der S1-Leitlinie „Geriatrisches Assessment der Stufe 2, Living Guideline. *Zeitschrift für Gerontologie und Geriatrie, 55* (3), 239–248.

Kubinger, K. D. (2019). *Psychologische Diagnostik: Theorie und Praxis psychologischen diagnostizierens*. Göttingen: Hogrefe Verlag GmbH.

Kuckartz, U. (2014). *Mixed Methods. Methodologie, Forschungsdesigns und Analyseverfahren*. Wiesbaden: Springer VS.

Kwon, S., Perera, S., Pahor, M., & Sieber, C. C. (2009). What is meaningful change in physical performance? Findings from a clinical trial in older adutls (the LIFE-P study). *Journal of Nutrition, Health and Aging, 13*, 538–544.

Kyle, U. G., Bosaeus, I., De Lorenzo, A. D., Deurenberg, P., Elia, M., Gomez, J. M., et al. (2004). Bioelectrical impedance analysis--part I: review of principles and methods. *Clinical Nutrition, 23* (5), 1226–1243.

Lord, F. M., & Novick, M. R. (1968). *Statistical theories of mental test scores*. Reading, Massachusetts: Addison-Wesely.

Manini, T., Marko, M., VanArnam, T., Cook, S., Fernhall, B., Burke, J., et al. (2007). Efficacy of resistance and task-specific exercise in older adults who modify tasks of everyday life. *Journals of Gerontology, 62* (6), 616–623.

Marotta, L., Buurke, J. H., van Beijnum, B.-J. F., & Reenalda, J. (2021). Towards machine learning-based detection of running-induced fatigue in real-World scenarios: Evaluation of IMU sensor configurations to reduce intrusiveness. *Sensors, 21* (10), 3451.

Mong, Y., Teo, T. W., & Ng, S. S. (2010). 5-repetition sit-to-stand test in subjects with chronic stroke: reliability and validity. *Archives of Physical Medicine and Rehabilitation, 91* (3), 407–413.

Moosbrugger, H., Gäde, J. C., Schermelleh-Engel, K., & Rauch, W. (2020). Klassische Testtheorie (KTT). In H. Moosbrugger & A. Kelava (Hrsg.), *Testtheorie und Fragebogenkonstruktion* (S. 275–304). Berlin, Heidelberg: Springer.

Moosbrugger, H., & Kelava, A. (2020). Qualitätsanforderungen an Tests und Fragebogen („Gütekriterien"). In H. Moosbrugger & A. Kelava (Hrsg.), *Testtheorie und Fragebogenkonstruktion* (S. 13–38). Berlin, Heidelberg: Springer.

Nemati, S., Ghassemi, M. M., & Clifford, G. D. (2016). Optimal medication dosing from suboptimal clinical examples: A deep reinforcement learning approach. *IEEE Engineering in Medicine and Biology Society. Annual International Conference*, 2978–2981.

Nunnari, A., Di Girolamo, F. G., Teraz, K., Fiotti, N., Simunic, B., Mearelli, F., et al. (2024). The abdominal adiposity index (a body shape index) predicts 10-year all-cause mortality in elderly active non-obese subjects. *Journal of Clinical Medicine, 13* (20), 6155.

Orth, B. (1974). *Einführung in die Theorie des Messens*. Stuttgart, Berlin, Köln, Mainz: Kohlhammer-Standards Psychologie.

Papadopoulou, A., Harding, D., Slabaugh, G., Marouli, E., & Deloukas, P. (2024). Prediction of atrial fibrillation and stroke using machine learning models in UK Biobank. *Heliyon, 10* (7), e28034.

Pavasini, R., Guralnik, J., Brown, J. C., di Bari, M., Cesari, M., Landi, F., et al. (2016). Short physical performance battery and all-cause mortality: systematic review and meta-analysis. *BMC Medicine, 14* (1), 215.

Perera, S., Mody, S. H., Woodman, R. C., & Studenski, S. A. (2006). Meaningful change and responsiveness in common physical performance measures in older adults. *Journal of the American Geriatrics Society, 54* (5), 743–749.

Perracini, M. R., Mello, M., de Oliveira Máximo, R., Bilton, T. L., Ferriolli, E., Lustosa, L. P., et al. (2020). Diagnostic accuracy of the short physical performance battery for detecting frailty in older people. *Physical Therapy, 100* (1), 90–98.

Plank, L. D. (2005). Dual-energy X-ray absorptiometry and body composition. *Current Opinion in Clinical Nutrition & Metabolic Care, 8* (3), 305–309.

Potter, A. W., Chin, G. C., Looney, D. P., & Friedl, K. E. (2024). Defining overweight and obesity by percent body fat instead of body mass index. *Journal of Clinical Endocrinology & Metabolism, 110* (4), e1103–e1107.

Ribeiro, M. T., Singh, S., & Guestrin, C. (2016). *"Why should I trust you?": Explaining the predictions of any classifier*. Paper presented at the Proceedings of the 22nd ACM SIGKDD International Conference on Knowledge Discovery and Data Mining. from https://doi.org/10.1145/2939672.2939778.

Rolland, Y., Lauwers-Cances, V., Cesari, M., Vellas, B., Pahor, M., & Grandjean, H. (2006). Physical performance measures as predictors of mortality in a cohort of community-dwelling older French women. *European Journal of Epidemiology 21* (2), 113–122.

Saint-Mont, U. (2011). *Statistik im Forschungsprozess*. Berlin, Heidelberg: Physica Heidelberg.

Schnell, R., Hill, P. B., & Esser, E. (2018). *Methoden der empirischen Sozialforschung*. Berlin, Boston: De Gruyter.

Schreier, M., & Odağ, Ö. (2020). Mixed Methods. In G. Mey & K. Mruck (Hrsg.), *Handbuch Qualitative Forschung in der Psychologie* (S. 1–26). Wiesbaden: Springer Fachmedien Wiesbaden.

Sedlmeier, P., & Renkewitz, F. (2018). *Forschungsmethoden und Statistik für Psychologen und Sozialwissenschaftler*. München: Pearson Studium.

Shadish, W. R., Cook, T. D., & Campbell, D. T. (2002). *Experimental and quasi-experimental designs for generalized causal inference*. Boston, MA, US: Houghton, Mifflin and Company.

Spearman, C. (1927). *The abilities of man: Their nature and measurement*. London: Macmillan.

Stevens, S. S. (1946). On the theory of scales of measurement. *Science, 103* (2684), 677–680.

Tomkinson, G. R., Lang, J. J., Rubin, L., McGrath, R., Gower, B., Boyle, T., et al. (2024). International norms for adult handgrip strength: A systematic review of data on 2.4 Mio.

adults aged 20 to 100+ years from 69 countries and regions. *Journal of Sport and Health Science*, 101014.

Vec, V., Tomažič, S., Kos, A., & Umek, A. (2024). Trends in real-time artificial intelligence methods in sports: a systematic review. *Journal of Big Data, 11* (1), 148.

Volpato, S., Cavalieri, M., Sioulis, F., Guerra, G., Maraldi, C., Zuliani, G., et al. (2011). Predictive value of the short physical performance battery following hospitalization in older patients. *Journals of Gerontology, 66* (1), 89–96.

Zavgren, C. V., & Lambert, S. J. (1980). The applicability of torgerson's concept of fiat measurement in developmental stages of the social sciences. *Transactions of the Nebraska Academy of Sciences and Affiliated Societies, 294* (VIII), 237–241.

GPSR Compliance
The European Union's (EU) General Product Safety Regulation (GPSR) is a set of rules that requires consumer products to be safe and our obligations to ensure this.

If you have any concerns about our products, you can contact us on

ProductSafety@springernature.com

In case Publisher is established outside the EU, the EU authorized representative is:

Springer Nature Customer Service Center GmbH
Europaplatz 3
69115 Heidelberg, Germany

www.ingramcontent.com/pod-product-compliance
Ingram Content Group UK Ltd.
Pitfield, Milton Keynes, MK11 3LW, UK
UKHW021959190726
13853UKWH00004B/1622